ヘルスドクター
Isaac H. Jones
アイザック・H・ジョーンズ［著］
医学博士
Takuji Shirasawa
白澤卓二［監修］

世界のエグゼクティブを変えた

超一流の食事術

サンマーク出版

食のリズムは、そのまま人の思考のリズムであり、仕事のリズムであり、
人生を楽しむリズムだ。慌てふためく人の思考は貧弱だ。

大島清（脳生理学者）

はじめに

世界のエグゼクティブたちはなぜ、「食事」を重視するのか?

はじめまして。アイザック・ジョーンズと申します。

私はファンクショナルメディスン(機能性医学)のドクターとして、健康や予防医学、アンチエイジングのプログラムをクライアントの方たちに提供し、**ビジネスや人生においてパフォーマンスを最大限に向上させるお手伝い**をしています。

私のクライアントには、ハリウッドスターやサウジアラビアの王族をはじめ、世界的な企業の経営者、エグゼクティブなどが名を連ねています。

競争の激しい世界に身を置く彼らは、日々優れた判断力や生産性を発揮し続けることが求められるため、頭と体と心の機能、そして、それらの源となる「食事」を、ことのほか重視しています。

そこで、私が専門的な立場から相談に乗り、健康面のサポートや指導を行っているのです。

その結果、糖尿病などの疾患が治ったり、うつ病などの失調状態が回復したり、1か月で8キログラムもの減量に成功したりするだけでなく、仕事の効率が大幅に改善され、年収が前年に比べて1・5倍にアップするなど、劇的な変化を体験する人があとを絶ちません。

幸いにも、そうした実績が評価され、2014年度にはアメリカの著名なビジネス系月刊誌『インク』において、「クライアントのビジネスをもっとも成長させたトップ10のビジネスコンサルタント」に、唯一メディカル分野から選ばれる、という栄誉にもあずかりました。

「発達障害」と診断された私が脳の機能を取り戻せた理由

そしてもう1つ、顕著な実績を挙げるとするなら、それは「私自身」です。

私はアメリカの健康医学において著名なライフ大学の大学院を首席で修了し、毎週2500人ものクライアントが訪れる、アメリカでも最大級のヘルスセンターに就職。

糖尿病や心臓病、うつ病、肥満など、数千人の人々の病気や症状を改善や予防へと導いてきました。

そこで得た知見をもとに、私立のヘルスセンターを立ち上げ、現在は先に挙げたようなエグゼクティブを中心にコンサルティングを行うほか、イギリス、オーストラリア、アメリカ、アジア諸国など、世界的な規模でメディカルドクター（日本でいう医師）への指導や講演活動を展開しています。

そんな私が、**ティーンエイジャーのころは「発達障害」の診断を受け、特別クラスに在籍していた**と話すと、多くの人はなかなか信じようとしてくれません。

私は、カナダのオンタリオ州でごくふつうの中流家庭の子どもとして生まれました。子ども時代の私は、どちらかというと地味で目立たない少年でした。

学校の成績はふるわず、テストの結果はいつも散々……。あとで説明しますが、当時の私は脳がうまく機能せず、授業にほとんど集中することができなかったのです。

学校の先生から専門医による診察をすすめられ、カナダの病院で診てもらったのは中学生のときでした。診断名は「ＡＤＨＤ（注意欠陥・多動性障害）」。

アデロールという、ＡＤＨＤによく使われる麻薬系の薬を処方され、しばらくは西洋医療のもとで治療を受けていました。しかし、それらはあくまで対症療法にすぎませんでした。物事に集中できないという根本的な原因にアプローチできないまま、私は無為な学校生活を送らざるを得なかったのです。

当時の自分を振り返ってみると、いつも世界に〝もや〟がかかっているような感覚でした。何かをやろうとしても、数分間も根気が続きません。頭の中は常にぼんやりしています。

やっとのことで地元の高校に進学したものの、依然として授業にまったくついていけません。テストもみんなと一緒には受けられないので、私だけ特別クラスで授業を受けていました。そのまま人生を歩んでいれば、ドクターになることはおろか、大学進学もかなわなかったことでしょう。

わずか４か月で特別クラスから普通クラスへ

ところが、あるとき転機が訪れたのです。

一般的な西洋医学では一向に事態が改善しないと判断した私の両親が、私をある評判の自然療法医のもとへ連れて行きました。彼の指導にもとづいて、体に良い健康的な食事だけをするように切り替えたところ、みるみる効果があらわれ始めたのです。

自然療法の先生が特に強調したのが、次の2つでした。

まず、「砂糖」を控えること。

そして、「良いアブラ」を積極的に摂《と》ること。

2週間にわたって、糖質をほとんど摂らない徹底的な〝クレンジング〟のプログラムが行われました。

それまでの私は、砂糖がたっぷり入った甘いお菓子が大好物で、毎日のようにケーキやクッキー、油で揚げたドーナツやポテトなどを浴びるように食べていました。そのため、最初は「砂糖をガマンするなんて、できるはずない！」と抵抗感しか抱きませんでした。

それでも、集中力がまったく続かない今の状態が改善されるのなら……と一大決心をし、糖質の含まれる食べ物を控え、その代わりに健康的な脂質を含む食べ物をたくさん摂取するようにしたのです。

すると、ほどなくして大きな変化が訪れました。

頭の中にかかっていた〝もや〟がスーッと消えて、世界がクリアに把握できるようになってきたのです。まるで霧が晴れていくような、劇的なその感覚を、私は今でも鮮明に覚えています。

そして脳の働きが次第に活発になっていくのを感じました。学校でも授業内容がおもしろいように理解でき、集中力が続くようになったのです。

脳だけではありません。顔中にできていたニキビもなくなり、きれいな皮膚に生まれ変わりました。それまではときどき原因不明の腹痛に悩まされることもありましたが、それもなくなって、ガスもたまらなくなりました。少々太り気味だった体も、ほっそりと引き締まった状態になりました。

自然療法医の指導を受けて4か月後——私はほかの子どもたちと同じ普通クラスで、

同じように授業が受けられるようになっていました。**たった4か月で、世界はまったく変わってしまった**のです。

その後も糖質を控え、体に良い脂質を摂る食事を続けたところ、ぐんぐん成績が上がってきました。それまで私の成績は落第の「F」か、がんばってもギリギリ合格ラインの「C」ばかり。

それが見る間に「オールA」に変わったのですから、周囲の人の目にはまるで奇跡のように映ったかもしれません。いったい何が起きたのかと、先生やクラスメートたちもびっくりしていました。

高校を卒業後、私は奨学金を得て、アメリカの大学の栄養学部に進学しました。自分に起きた奇跡を、医学的に解明したいという強烈なモチベーションに突き動かされていたからです。

そして20歳のときにインターナショナル・アカデミック・スカラシップを獲得して、アメリカのライフ大学の大学院に飛び級で進学しました。

その年、私は各大学でたった1人しか選ばれない「ディーンズリスト（学長リスト)」に名を連ねることになりました。「ディーンズリスト」はいわば各大学の首席者リストのようなものです。私は幸運にも、ドクターコースの1年生のときに、このリストに載ったのです。

そしてそのあと、大学院を修了するまで、毎年リストに載り続けました。

わずか4年前、高校時代には、周りの勉強にまったくついていけず、特別クラスで授業を受けていた私が、そうした成績を収められるようになるとは夢にも思いませんでした。

その後、23歳で博士号を取得し、大学院を首席で修了したとき、私のもとには全米の病院やクリニック、ヘルスセンターから、高給で雇いたいというオファーが殺到しました。

私はその中でも特に条件が良く、自分のやりたい仕事ができるヘルスセンターを選び、豊富な経験を積むことができました。そして20代後半で独立し、今はグローバルに活動の場を広げています。

これから本書でお伝えするのは、私自身に起きた奇跡、そして私の何万人ものクラ

イアントたちが体験した奇跡の内容とその方法論です。

私は何も、これらのエピソードを鼻高々に自慢したいわけでは決してありません。

ただ、あなたにも、私自身や、私の何万人ものクライアントと同じような体験をし、幸福な人生を選び取っていただきたい――そう願う一心から、本書を記しました。病気とは無縁の若々しい健康的な体を手に入れ、いつまでもクリアな頭ですばらしい人生を送っていただきたいのです。

それこそが、私が提唱する、想像を超えた人生を実現するための**「スーパーヒューマン・ライフスタイル」**です。

「良いアブラ」を摂れば奇跡が起きる

奇跡を起こすのに必要な条件は、非常にシンプルです。

糖質を控え、健康的な脂質＝「良いアブラ」を摂る。

それだけで疲れにくく、病気を寄せつけず、太らず、健康的で若々しく、しかも脳がクリアに機能するハイパフォーマンスな人生が手に入ります。

ただし、摂るのは「良いアブラ」に限定されます。「良いアブラ」とは、できるだけ加工工程が少なく、自然に近い状態で、古くなって酸化していないもののことです。具体的にどんなアブラが良いのかは、これから詳しく説明していきます。

とにかく最初に頭にとめておいていただきたいのは、繰り返しになりますが、「糖質は必要以上に摂らないこと」と「『良いアブラ』を選んで積極的に摂ること」、この2つだけです。

なぜ「良いアブラ」が体にとってメリットをもたらすのか？

それは、**人間の体に60兆個もある細胞の細胞膜が、アブラ（脂肪）でできているから**です。体を構成する細胞の細胞膜が「悪いアブラ」でつくられてしまったら、体のあちこちに不具合が起きるのは想像に難くないでしょう。

また、**中でも「脳」は、重さの60％を脂肪が占めるという、まさに脂肪の固まりのような臓器**です。その脂肪が「悪いアブラ」でつくられてしまうと、脳細胞同士のコミュニケーションはスムーズにいかず、脳の機能が十分に発揮されません。

子どものころの私が常に脳に〝もや〟がかかっているように感じていたのも、脳細胞がきちんと働いていなかったことが原因だと考えると、なるほどとうなずけます。

一方、なぜ糖質を控えるのかというと、ひとことで言えば糖質が「良いアブラ」の働きを邪魔するからです。

もともと人間の体は、糖質をエネルギー源として動くようにつくられていません。だから糖質を摂ると、体に無理が生じます。

私たちは、人間が本来備えていた自然な状態に戻って、自然な機能を取り戻すべきです。それこそが、私がクライアントたちに提唱してきた「スーパーヒューマン・ライフスタイル」の根幹にある考え方です。

これからその詳しい方法をひもといていきましょう。

Contents

世界のエグゼクティブを変えた
超一流の食事術

はじめに

Chapter 1

「シュガーバーニング《糖質燃焼型》」から「ファットバーニング《脂質燃焼型》」へ

Chapter 2

糖質の〝甘い誘惑〟にだまされてはいけない

Chapter 3

「良いアブラ」を増やし、「悪いアブラ」を減らそう

Chapter 4

「アブラ習慣」で24時間365日ベストな状態が続く

Chapter 5

アブラ効果を加速させる21日間「プチ断食」チャレンジ

装丁◎鈴木大輔（ソウルデザイン）
本文デザイン・DTP◎ムーブ（新田由起子）
構成◎辻由美子
編集協力◎ダニエラ・シガ
山田千鶴子
株式会社ぷれす
制作協力◎渡辺奈月
井口晃
編集◎平沢拓（サンマーク出版）

Chapter 1

「シュガーバーニング《糖質燃焼型》」から「ファットバーニング《脂質燃焼型》」へ

◉人間には糖質と脂質、２種類のエネルギータンクがある

糖質を控え、「良いアブラ」を積極的に摂《と》ろう、というのが、本書のテーマです。

「良いアブラ」を摂るいちばんの目的は、最終的に私たちの体を、**糖質をエネルギー源として使う「シュガーバーニング」（糖質燃焼型）の状態から、脂質をエネルギー源として使う「ファットバーニング」（脂質燃焼型）の状態につくり変えていくこと**です。

「はじめに」で少し触れたように、**本来、私たちの体は「シュガーバーニング」に適した状態につくられてはいません。**

ここがいちばん大事なところです。**私たちがエネルギー源とすべきなのは、糖質ではなく、脂質**なのです。なぜなら原始の時代から、私たちは飢えと闘うために、体に蓄えた脂質をエネルギー源にして生きてきたからです。

私たち人類は約４００万年もの間、そうやってこの地球上で命をつないできたので

す。穀物を栽培して、穀物の糖質からエネルギーを得るようになったのは、今からたった1万年前のこと。

それ以前の399万年間は、脂質を燃やして生きてきた――ということは、**私たちの体は、もともと脂質を燃焼してエネルギーに変える「ファットバーニング」に合わせてつくられている**、といっていいでしょう。

エネルギー代謝というもっとも基本的な体の仕組みを、本来の体に合った状態に戻していくことで、日々の生活や仕事のパフォーマンスを最大限にまで高め、現代の私たちが抱えているさまざまな問題、がんや糖尿病、うつ病などの病気、肥満といった症状を改善していこうというのが、私のめざしているゴールです。

◉より自然で効率的なシステム「ファットバーニング」とは？

現代の私たちが、活動するときにエネルギーの燃料としているのは、グルコース（ブドウ糖）という糖質です。この1万年ほどの間、糖質をエネルギー源とする「シュガーバーニング」のシステムで私たちは生きてきました。

特に脳はグルコースがエネルギー源ですので、糖質が欠かせないというのが、今までの医学の常識でした。

でも、私たちにはもう1つエネルギー源にできる燃料があります。それが**脂質**、正確に言うと**脂肪酸**です。もちろん脳も、脂肪酸を分解してできるケトン体という物質をエネルギー源として使うことができます。

すなわち、**私たちは糖質を摂らなくても、脂質を使っていくらでもエネルギーを得ることができる。むしろ、体にとってはそのほうが自然で効率的だ**ということを、まず理解していただきたいと思います。

話をわかりやすくするために、体の中に燃料を蓄えるタンクが2つあるとしましょう。1つは糖質の燃料タンクです。このタンクは肝臓にあって、グルコースに変わるグリコーゲンという糖質の燃料が蓄えられています。

もう1つのタンクは脂肪細胞にある脂質の燃料タンクです。脂肪細胞は体中にありますが、特に皮膚の下や内臓の周りに多く見られます。ここには脂肪酸という脂質の燃料が蓄えられています。私たちの日常では、この脂質のタンクのことを体脂肪と呼

脂質の燃料タンクの容量は糖質の燃料タンクの20倍

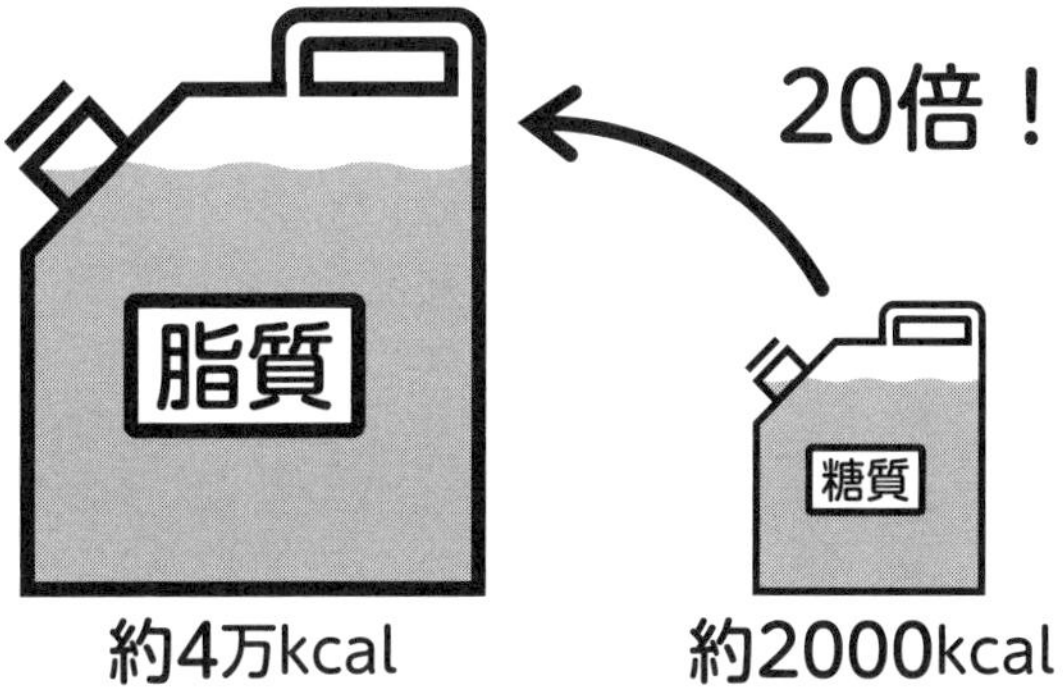

んでいます。

糖質の燃料タンクは、すぐに燃料を取り出せるというメリットがあるのですが、最高でもおよそ2000キロカロリーしか蓄えることができません。人間が1日に使う燃料は少なくとも1500〜2000キロカロリー。ちょっと運動すれば、数千キロカロリーは使ってしまいますから、あっという間に空になってしまう量です。

一方、脂質の燃料タンクのほうは、なんとおよそ4万キロカロリーも貯蔵できます。その容量は非常に大きく、**糖質の燃料タンクの20倍**近くになります。

すぐ空っぽになる糖質の燃料タンクに

依存するのはあまりに危険です。そのため、かつての人類は、主に脂質タンクの燃料を燃やすサイクル、つまり「ファットバーニング」で命をつないできたわけです。

◉私たちの祖先は「脂質のエネルギー」に頼っていた

私たちの祖先のことを考えてみましょう。原始時代の人類は、果物程度であれば採って食べていたでしょうが、穀物を栽培していたわけではありません。そのため、糖質はそれほど多くは摂っていなかったと思われます。

食べ物のほとんどは狩りで獲《と》ってくる動物や魚、貝類などのタンパク質と脂質だったはずです。さらに食べ物はいつも手に入るとは限らないので、食料があるときに食べられるだけ食べて、ありったけの燃料に変え、巨大な脂質の燃料タンクに蓄えたのです。食べ物がないときは、この脂質の燃料タンクから少しずつ燃料を補給して生き延びた――それが私たちの祖先です。

そして緊急に燃料が必要になったとき、たとえば獲物を追いかけたり、猛獣から逃げたりするときだけ、すぐに取り出せる糖質の燃料タンクを使って対応していたのでしょう。**ふだんは「ファットバーニング」のシステムを使って燃料を補給し、緊急時だけ「シュガーバーニング」のシステムに切り替える、**といったイメージです。

その時代から約400万年。**私たちのエネルギー代謝の構造は基本的にほとんど変わっていません。**しかし現代社会になると、食べ物が簡単に手に入るようになりました。獲物を狩るために野山を駆け回ったり、畑を耕したりして、エネルギーを必要以上に使わなくて済むようになりました。

仮にエネルギーを使うことがあったとしても、食べ物が豊富にあるおかげで、すぐにタンクは満杯にできます。キャパシティの少ない糖質の燃料タンクだけで十分にまかなっていけるのです。

その結果、簡単に燃料が取り出せる糖質の燃料タンク、つまり「シュガーバーニング」のシステムだけを使うようになったのが、今の私たちの体です。

◉「シュガーバーニング」がもたらしたさまざまな弊害

本来、人間の体は脂質タンクの燃料を燃やす「ファットバーニング」の仕組みで維持されてきました。それが、緊急用のサブタンクを使う「シュガーバーニング」に頼るシステムに切り替わってしまった。そのため、体のあちこちに不具合が生じている、というのが本書のテーマの出発点です。

それを裏付ける、ユニークな話を1つ紹介しましょう。

北極やカナダ北部で暮らすイヌイットの人たちは、現在も糖質はほとんど摂らず、脂質中心の食生活を送っています。つまり、以前と変わらず「ファットバーニング」のシステムで生きています。

彼らには、世界のほかの国の人々に比べて心臓病や脳血管障害、がんの発生率が飛び抜けて低いという特徴があります。

また、アマゾンの熱帯地域でも、昔ながらの狩猟や採集を中心とした生活をしている人たちは、ほとんど病気に悩まされていませんでした。しかし、炭水化物や砂糖など糖質を多く摂る食習慣が入ってきたとたん、がんや心臓病、糖尿病など、現代人特有の病気はもちろん、虫歯や風邪、うつ病に至るまで、あらゆる不調の生じる割合が、うなぎのぼりに上昇してしまったのです。

私の友人にハーバード大学の栄養学の専門家がいます。彼は7大陸100以上の国々で9年間にわたってフィールドワークを行い、人々の食生活を調べました。

彼の調査によると、発展途上の地域に住む先住民族の人たちは、**炭水化物中心の先進国の食生活が入ってくる前は、歯を磨かなくてもみな虫歯1つない、とてもきれいな歯をしていた**そうです。彼らは非常に健康で、病気とは無縁の生き生きとした生活を送っていました。

しかし西洋化した食生活が入ってくると、急激に病気が蔓延《まんえん》し、無気力な人たちが増えてきたといいます。その大きな理由の1つが、本来の脂質燃料中心の生活から、糖質燃料に頼る生活に変わったことにある、と考えられているわけです。

「シュガーバーニング」ではなく、「ファットバーニング」が人間の体に適していることは、今やアメリカの医学界では常識になりつつあります。

アメリカの大学の生理学の教科書に書かれている文章を引用してみましょう。

「人間の体はエネルギー源としてグルコースが好みではありません。筋肉の細胞もグルコースではなく、脂肪酸に依存しています。脂肪酸は人間の主な燃料です。エネルギーをつくるとき、体は栄養素として糖質ではなく脂質を使います」

つまり、**心臓も肝臓も脳も、そのほかのすべての臓器も、エネルギー源として糖質ではなく、脂質を好んでいる**ということです。

体はもともと脂質の燃料を使うのが非常に上手なのです。グルコース、つまり糖質が人間のエネルギー源だというのは、もはや神話だといってもいいかもしれません。

◉お昼ごはんのあと急に眠くなるのはどうしてか？

「シュガーバーニング」がなぜ人間の体に良くないのか、もう少し詳しく見ていきましょう。

そもそも、炭水化物などの糖質を摂ると、人間の体の中はどんな状態になるのでしょうか。

糖質は、体内に入るとまずグルコースという物質になって、体中の細胞に届けられます。そして細胞はグルコースを使って、体の中でさまざまな活動をするためのエネルギーをつくり出すわけです。

このグルコースを運ぶ役目を担うのがインスリンというホルモンです。糖質が体内

体内に入った糖質が細胞に運ばれるまで

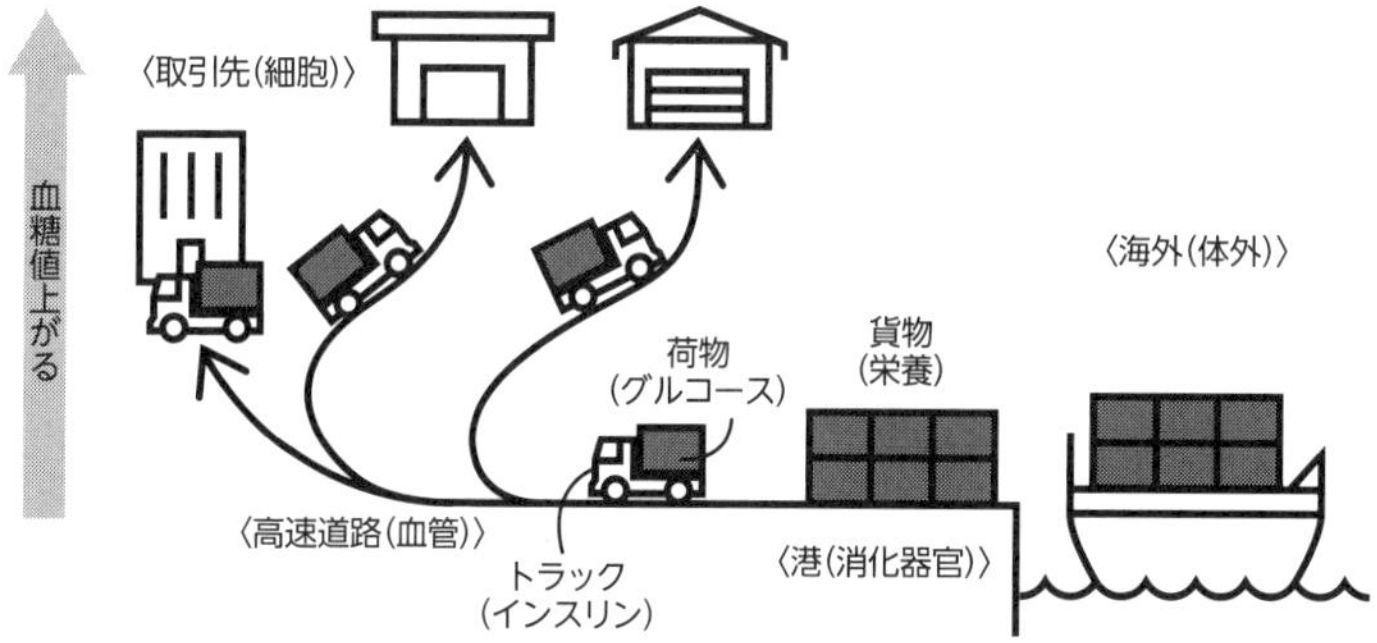

に入ると、「糖質が入ったぞ〜」という指令が飛んで、すい臓からインスリンがたくさん分泌されます。**インスリンのスパーク（急上昇）が起こる**のです。

　イメージとしては、港（消化器官）に海外（体外）からたくさんの貨物（栄養）が着いて、トラックターミナルからトラックがいっせいに出発するところを想像してもらえばいいでしょう。

　インスリンというトラックは、貨物の中からグルコースという荷物を選び出し、荷台に載せると、血管という高速道路に乗って、体中のあちこちの取引先（細胞）に荷物を届けます。このとき血液中にはグルコースを積んだトラックがたくさん走っているので、血液の中のグルコース濃度、すなわち血糖値が上がります。

食べ物を摂ったあと、血糖値が上がるのは、グルコースという糖質を載せたトラックが血液の中をうようよ走っている状態を意味しています。

私たちが日常でこうした状態を体験する典型的な例が、昼食後に訪れる強力な眠気です。**お昼ごはんを食べたあとに急な眠気に襲われ、午後の活動が手につかなくなるなどの状態に陥ったことはないでしょうか。あれは、昼食で取り込んだ糖質が原因の1つとなって引き起こされる**のです。

◉人間の体を不安定にする「シュガーバーニング」

ところでこのインスリンは、糖質が入ると一気にスパークしますが、その分、減るときもまた急激な勢いで減ります。荷物を届けたトラックが、配達が済んだとたんいっせいにターミナルに戻るのと同じです。

トラックが一気に出動して、一気にいなくなる。つまり血糖値が一気に上がって、一気に下がる。すると体は均衡を保つために血糖値をまた上げたくなって、糖質が欲しくなります。甘いものを食べると、麻薬のように次々と欲しくなったり、クセになったりするのはこのためです。

その結果、インスリンは常にスパークしては減るという不安定な動きを繰り返します。**血糖値がいつも上下していると、細胞に供給されるエネルギー源も安定しないので、内臓の機能が安定しません。脳のエネルギーレベルも一定に保つことができず、集中したり、記憶したりするといった脳の機能も一定しません。**

さらに「シュガーバーニング」には「ファットバーニング」を妨害する作用もあります。燃料の取り出しやすさという点でいえば、糖質の燃料タンクのほうが優位なので、「シュガーバーニング」が常態化していると、いつもそちらのプロセスばかりが優先され、体に合った本来の「ファットバーニング」が阻害されてしまいます。

体にとって不安定な「シュガーバーニング」がメインシステムとなり、体を安定させる本来の「ファットバーニング」がわきに追いやられてしまうのです。

体をコンピュータにたとえると、私たちは信頼性の高い安定した「ファットバーニング」というシステムではなく、しょっちゅうフリーズしたり、バグが起きたり、不安定な動きをしたりする「シュガーバーニング」というシステムをわざわざ選択しているわけです。これではコンピュータの調子が悪くなっても仕方ありません。

一方、「ファットバーニング」のメリットは何かというと、先ほど説明したような「インスリンのスパーク」が起きないので、**インスリンと血糖値が常に安定した水準でキープされる**ことです。**また、エネルギー源は脂質タンクから安定的に供給されるため、体の機能も高い水準の最適な状態で維持され続けます。もちろん脳の機能もハイレベルで安定し、集中力が高まります。**

体と脳の機能がいつも最高の状態に保たれている——これこそが、ひ弱な人類が厳しい世界を生き延びて、繁栄できた要因といってもいいでしょう。

こうした背景をふまえて、人間は体と脳を安定的に保つ「ファットバーニング」のシステムに戻るべきだと考えるのです。

◉成功したエグゼクティブがみな「ファットバーニング」なワケ

あらためて整理すると、人間の体には基本的に2つの状態があり、1つは糖質を燃やしている「シュガーバーニング」の状態、もう1つは脂質を燃やしている「ファットバーニング」の状態です。

私は現在、第一線で活躍し、充実した生活を送るエグゼクティブの人たちと仕事をする機会がありますが、彼らは総じて、「ファットバーニング」の状態で毎日を過ごしています。

競争社会の中でしのぎを削る彼らは、体も脳も常にトップレベルの機能を維持しなければ、生き残っていけません。**エネルギーの上下動が激しく、安定しない「シュガーバーニング」のシステムでは、とてもベストの状態を保つことができない**のです。

また、私自身も、たとえば本書を書くにあたって、アメリカから来日し、一睡もしないまま東京駅近くのホテルで7時間ノンストップのミーティングを行ったことがありました。

そのまま大阪に飛び、翌日は終日講演活動と打ち合わせに費やし、そして翌朝、大阪から戻ると、再びスーツケースを持ったまま東京駅近くのホテルに直行し、本づくりのためのミーティングの続きを6時間以上にわたって行ったのです。

私が日本に滞在していた1週間は、ほぼそのような毎日の繰り返しでした。

その間、目の下にくまができることもなく、疲れを感じることもほとんどなく、頭も体もベストのコンディションをずっと維持したまま、時差ボケや睡魔とも無縁だった私を見て、関係者の方たちは口々に同じような質問を投げかけました。

「ジョーンズ博士はどうしてそんなに元気でいられるんですか？」

私は笑顔でこう答えました。

「それは、私が常にファットバーニングの状態で過ごしているからですよ！」

私自身が良い見本でいられるようにと、ふだんから心がけている結果です。

記憶力がさえ、集中力が衰えず、疲れを感じることなく、病気にもならない。それらはすべて、「シュガーバーニング」から「ファットバーニング」へと、体のシステムを切り替えることができたおかげです。

ではどうやったら、「シュガーバーニング」から「ファットバーニング」に切り替えられるのか——**方法はとてもシンプルです。糖質中心の食生活を、脂質中心の食生活に置き換える**ことです。

体は、その人がいちばん頻繁に摂取している資源を燃料に使おうとします。

糖質たっぷりの食事をしていると、糖質を優先して使います。でも、糖質を控えて、脂質の多い食事をしていれば、次第に体は糖質ではなく、脂質を燃料として使うようになります。

ただし、ここで1つ注意していただきたいのは、やみくもに糖質を制限したり、脂質を際限なくドバドバ摂ったりすればいいというものではないということ。また、脂質であればなんでもかまわない、というわけでもありません。

そこには複雑ではないながらも、**より効率よく、シンプルに、脂質中心の食事を生活の中に取り入れていくための簡単なガイドライン**が存在します。

それを、私がふだんクライアントの方たちに教えている方法にもとづきながら、次章以降でお伝えしていきましょう。

Chapter
2

糖質の〝甘い誘惑〟にだまされてはいけない

◉糖質をおすすめしないこれだけの理由

本章では、糖質を摂《と》ることがいかに私たちの体にマイナスの影響をもたらし、脂質を摂ることがいかにプラスの影響を与えてくれるかについて述べていきます。

まずバックグラウンドを知り、両者の働きを正しく理解することで、「シュガーバーニング」から「ファットバーニング」への移行がスムーズになると考えるからです。

前章でお伝えしたように、私たちの体は「シュガーバーニング」ではなく「ファットバーニング」に適した仕組みになっています。「シュガーバーニング」は私たちの体のエネルギー供給を不安定にし、本来の仕組みである「ファットバーニング」のシステムをジャマします。

すなわち、真に安定した高い水準で脳と体の機能を引き出すためには、1日も早く「シュガーバーニング」から「ファットバーニング」へ切り替えなければいけません。

ところが、私たちが穀物などの炭水化物を主食とした食生活に変わってからは、すっかり「シュガーバーニング」に依存する生活になってしまいました。

特に食料事情が向上し、飽食の時代になった現代では、食事の回数も、種類も、量も、飛躍的に増えています。スイーツなど甘い嗜好品《しこうひん》も次々と登場し、私たちはこれまでにないほど大量の糖質を摂る生活を送るようになりました。

ちなみに、**1万年前の人類が摂っていた糖質は、1年間でわずか小さじ22杯**だったといわれています。**それが、今ではなんと1年間で約63キロ、小さじ21万1400杯もの糖質を摂っている**のです。

21杯ではありません。21万杯ですよ！

これが体に良い影響を与えるわけがありません。

最近の研究で、糖質は人間の体にさまざまなデメリットをもたらすことが指摘されるようになりました。糖質を摂るデメリットとしていちばんに挙げられるのは、先にも述べたように、インスリンのスパークです。

糖質が体内に入ると、インスリンのトラックがいっせいに出動し、糖質が分解されてできたグルコースを体中の細胞に運びます。このため血糖値が一気に上がり、その後急激に下がります。その様子はまるでジェットコースターです。

そしてこの上下動によって、血糖値がガクンと下がると、「糖質を摂りたい」という飢餓感も一緒に激しくなります。その結果、食欲がコントロールしにくくなって、ドカ食いなどが起きてしまうわけです。

糖質は脳の栄養源になると信じられてきましたが、脳の栄養源は糖質からつくられるグルコースだけではありません。脂質からつくられる脂肪酸も栄養源になります。

糖質に極端に偏ったエネルギーの摂り方は、かえって脳の機能を落としてしまいます。かつて、「発達障害」と診断された私のように……。

以前、糖質をたくさん摂っている人と、そうでない人の脳の機能を特殊なCTスキャンで見せてもらったことがありますが、糖質による栄養に偏った、いわば「シュガーブレーン」の人は、そうでない人に比べて明らかに脳の中で機能していない部分がたくさんありました。

ジェットコースターのように不安定なエネルギー源供給が、脳に悪影響を与えていることは想像に難くありません。

さらに、糖質は腸内に住む悪いバクテリアのエサにもなります。腸内にいる悪玉のバクテリアは、糖質が入ってくると、もっとたくさん糖質を得ようと、人間が甘いものを欲しがるような物質をつくって体を誘導します。

すなわち「シュガーバーニング」になるように体を仕向けるのです。そのため、必然的に「ファットバーニング」の働きは阻害されてしまいます。

一方、腸の中に糖質がなくなると、お腹《なか》を空《す》かせたバクテリアが、今度は「ファットバーニング」で脂質を取り込んで、自分のエサに変えようとします。

糖質があれば、「シュガーバーニング」のシステムに加担し、糖質が少なくなれば「ファットバーニング」に加担する。

こうした性質を持つ腸内のバクテリアだからこそ、**糖質が供給されている状況下では常に「シュガーバーニング」のシステムに加担し、人間に糖質の摂取を促す**のです。

そして、**摂れば摂るほど糖質が欲しくなる、という悪循環に陥る**のです。

◉糖質によって引き起こされる「炎症」の怖さ

また、もう1つの悪循環として、栄養素の問題があります。

糖質の中でも私たちが食事でよく口にする小麦や米などの炭水化物には、野菜や肉、魚などほかの食品と比べて、微量栄養素が不足しています。

特にでんぷんの多い炭水化物には微量栄養素が少ないので、小麦や米をいくら食べても、体は「栄養素が足りない」と認識し続けるのです。その結果、満腹感を得られないまま、「もっと、もっと」と食べ続けることになります。

パンだけでは物足りず、ジャムやピーナッツバターを塗りたくなります。ご飯やパンだけ食べると、おかずが欲しくなりますよね。でんぷんが多い炭水化物への欲求は、それだけ栄養素が不足している証拠です。

ちなみに、脳に「もうお腹いっぱいです」という指令を送るのは、脂肪細胞から分泌されるレプチンという満腹ホルモンです。**この満腹ホルモンは、脂質やタンパク質を摂ったときはさかんに分泌されるのですが、炭水化物の場合はあまり反応しません。**

小麦や米をつい食べ過ぎてしまうのは、満腹ホルモンがあまり分泌されないという理由もあったわけです。

ただ、糖質の摂り過ぎで、なんといってもデメリットが大きいのは「炎症」の問題でしょう。

話が少し専門的になりすぎるので難しい説明は省略しますが、糖質はタンパク質とくっついて熱が加えられると、**AGE（終末糖化産物）**という極めて破壊的な物質に変化してしまうことが知られています。

糖質まみれの生活を送っている私たちの体内には、常に糖質があり余った状態で存在しています。それらの糖質は体中のさまざまな組織、つまりタンパク質とくっついて、長い間、体温で温められているうちに、AGEというモンスターに変化してしまうのです。

AGEは細胞を攻撃し、炎症を引き起こします。

たとえば動脈をつまらせる血栓の原因は炎症です。AGEによって傷つけられた血管の内壁に血液中を流れるコレステロールがしみこみ、炎症が起きます。それを防ごうとして、免疫細胞や血小板がやってきて、固まりをつくります。それが血栓です。

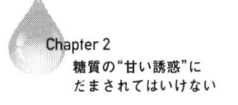

そもそもAGEによる炎症は、体内に糖質が変化してできたAGEが存在しなければ起きなかった問題です。したがって、糖質の摂り過ぎが招いた結果といえましょう。

このように炎症は、あらゆる病気の引き金となりうる重要な要素です。その炎症に糖質が深く関与しているという事実は、私たちが健康について考えるとき、決して無視できない問題です。

◉「カロリーが高い＝太る」というのは間違い

しかし、こんな疑問を持つ人もいるでしょう。

「糖質を摂り過ぎるデメリットはよくわかったけれど、アブラ（脂質）の摂り過ぎも体に悪いんじゃないの？」

一般的に、私たちには、アブラは健康に良くない、アブラは太る、という先入観が根強くあります。どちらかというと、糖質の摂り過ぎより脂質の摂り過ぎのほうが良くない、というイメージが定着しているのではないでしょうか。

しかし私は本書で、糖質より脂質のほうがはるかに健康に良いことを示したいと思います。

断言します。脂質、すなわちアブラこそが、私たちを健康にして、ハイパフォーマンスの疲れない、クリアな頭脳を発揮させることのできる唯一の優れたエネルギー源なのです。

アブラについて解いておきたい最大の誤解、それは「太る」ということです。

確かにアブラは、カロリーが非常に高い栄養素です。アブラをたくさん含む食べ物はいずれも高カロリーなので、ダイエットをしたことがある人なら、高カロリーのアブラは真っ先に避けたい対象になるでしょう。

しかし、**「カロリーが高いものを食べるから太る」というのは、もはや神話にすぎない**のです。

どういうことかもう少し詳しくお伝えしましょう。

ハーバード大学で2013年4月に発表された調査報告があります。12週間にわたって、炭水化物をたくさん食べ続けたグループと、炭水化物はほとんど食べず、脂質を含む食べ物をたくさん摂り続けたグループとで、体重の変化を比較したのです。

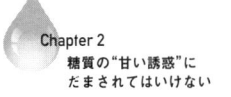

摂取カロリーだけ比較すると、脂質の多い食べ物をたくさん摂ったグループのほうが、炭水化物をたくさん食べたグループより、12週間で2万5000キロカロリーも多くなっていました。

しかし、脂質を多く摂ったグループのほうが高カロリーだったにもかかわらず、体重を比較すると差がほとんどなかったというのです。

つまり、**高カロリーの脂質をたくさん摂っても、それによって体重が増えることはなかった――カロリーが太る原因ではなかった**わけです。

「まめにカロリーを計算して、ダイエットに励んだあの時間は何だったのか……」と思いを巡らせてしまう人も多いのではないでしょうか。

ここで強調したいのが、食べ物はカロリーではなく、〝情報〟だということです。食べ物をカロリーとみなすと、「カロリーが高い＝体に悪い、太る」という間違った先入観のワナにはまってしまいます。

そうではなく、細胞に対して、どんな〝情報〟を届けるのか、その〝情報〟が食べ物なのだ、と考えるのです。

たとえばブロッコリーを食べたときと、ファストフードのフライドポテトを食べたときとでは、細胞に与えられる影響が異なります。届けられる〝情報〟が異なるからです。

甘いケーキを食べ続けると、先ほど触れたＡＧＥがたくさんでき、炎症が起きるかもしれません。それも「ケーキ」という食べ物の〝情報〟の結果です。

◉肥満の真犯人は「炭水化物」と「砂糖」だった

ですから、太る原因はカロリーではなく、届けられる〝情報〟にあります。そして、**「太る」という〝情報〟を体に届けるのは、脂質ではなく、炭水化物（米や小麦、いも類に多く含まれます）や砂糖といった糖質の食べ物**です。

アブラはカロリーの数値こそ高いですが、それだけで体に「太る」という情報が届けられることはありません。

ではなぜ、炭水化物や砂糖の場合は「太る」情報となってしまうのでしょうか。

炭水化物や砂糖は、糖質の中でも特に、グルコース（ブドウ糖）に変わりやすい性質――つまり〝情報〟――を持っています。

炭水化物や砂糖は体内に入ると、すぐにグルコースに変わり、一気にインスリンをスパークさせます。そうした〝情報〟を細胞に与えるわけです。するとインスリンのトラックが大量に出動し、グルコースを細胞に届けようとします。

しかし細胞が受け取れるグルコースには限度があるので、多くのトラックがグルコースの荷物を積んだまま、血流の中をうろうろします。これが高血糖の状態です。困ったトラックは荷物を脂肪細胞に届けます。そして、脂肪細胞がグルコースの最終積み下ろし基地になります。

脂肪細胞はグルコースを脂肪酸に変え、体脂肪として蓄積します。これが先ほど説明した脂質の燃料タンクです。

ちなみに、脂質の燃料タンク（＝体脂肪）の中には、グルコースから脂肪酸に変わった燃料と、脂質から脂肪酸に変わった燃料が、ともに「脂肪酸」という燃料として、一緒に保管されています。

脂質が脂肪酸という燃料に変わるまでには、少し複雑なプロセスを経るので、脂質由来の脂肪酸はそれほど大量にはできません。しかも、脂質から脂肪酸という燃料に変わるには、必ず炭水化物という〝添加物〟が必要なのです。

さらりと言いましたが、ここが重要なところです。

脂質を摂っただけでは、脂肪酸にはなりません。つまり体脂肪として蓄えられることにはならないのです。脂質が脂肪酸という燃料になって、タンク（＝体脂肪）に蓄えられるには、必ず炭水化物が必要です。

炭水化物や砂糖などの糖質はすぐにグルコースになって、余ると体脂肪として蓄えられます。だから、太る。でも脂質は炭水化物がなければ、体脂肪になりません。

すなわち、こういうことです。

〈炭水化物・砂糖〉→太る
〈脂質だけ〉→太らない
〈脂質〉＋〈炭水化物・砂糖〉→太る

アブラで揚げたドーナツがなぜ太るか、その理由がおわかりいただけたでしょうか。

糖質からつくられるグルコース由来の燃料＝脂肪酸は、私たちが糖質を大量に摂る生活を送っているため、豊富に供給され、みるみるたまっていきます。

それでも、私たちの体が、脂質タンクの燃料をどんどん使う「ファットバーニング」の状態になっていれば、体脂肪がたまり続けるということはありません。

でも残念ながら、私たちは「シュガーバーニング」のシステムを使い、糖質の燃料タンクからせっせと燃料を消費しています。その間、脂質タンクの燃料は一向に使われないばかりか、グルコースを積んだトラックがどんどんやってくるので、タンク＝体脂肪は大きくなる一方です。

つまり、太る。

高カロリーの食べ物を摂るから太るのではなく、炭水化物や砂糖という、体の中ですぐにグルコースに変わり、行き場がなくなって体脂肪となる材料を取り込むから、肥満になるのです。

それを端的にあらわしている証拠があります。アメリカの農務省が国民に対する指針となる「フード・ガイド・ピラミッド」をつくっています。「この割合で栄養を摂れば、健康ですよ」という目安の数値目標です。

それによると、全栄養素中、糖質は60％摂るのが理想、となっています。そしてタンパク質はほどほどに、脂質は少なく、と指導しています。

多くのアメリカ人はその基準にしたがって食生活を送っていますが、**その結果、肥満人口の割合が大幅に増えてしまったのが、アメリカの現状です。**

それでも国が糖質を中心とする「フード・ガイド・ピラミッド」を改めないのは、政府に対して食品業界がたくさんのお金を出しているからだといわれています。

炭水化物などの糖質の食品は、安くつくることができて、マージンが高い。そのうえ中毒性があるので、食べれば食べるほど依存するようになって、その食品はどんどん売れます。

その結果、多くの人たちが糖質中心の食生活の犠牲になってしまったのです。

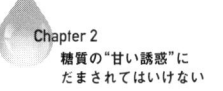

◉「アブラは体に悪い」という誤解はなぜ広まったか？

「アブラは太る」という間違った先入観と同様、「アブラを摂ると健康に悪い」という間違った考え方も広く流布しています。

なぜ、アブラ＝悪者説が定着してしまったのでしょうか？

発端は1950年代、ミネソタ大学のアンセル・キーズという科学者の「飽和脂肪酸が心臓病を引き起こす」というリサーチにあります。彼はデータを証拠として、脂質が心臓病を引き起こす原因になると主張しました。

しかし、**このときのデータは意図的に操作されていた**のです。

発表されたのは、人工的につくられた「悪いアブラ」のデータだけで、健康的な「良いアブラ」のデータは隠されていました。

実際には「良いアブラ」を摂ることで心臓病のリスクは減ったはずなのですが、アンセル博士が「アブラは健康に悪い」という自説を世間に広めたかったことから、「良いアブラ」のデータはわざと発表しなかったのです。

これに飛びついたのが、アメリカの食品業界です。なぜなら、アブラを減らせば、減った分だけほかの栄養素、たとえば炭水化物、砂糖など、糖質を中心とした食品の消費量が増えるからです。

食品業界としては、糖質食品をじゃんじゃん使ってくれたほうが、原価が安いうえに中毒性もあって、利益が出ます。こんなビッグチャンスはほかにありません。

「アブラは悪い！」「アブラは健康を害する！」「アブラは太る！」「アブラを減らせ！」といった大合唱が起き、脂質を中心とした食品を排除しようとする動きが始まりました。

アンセル博士のデータは、きちんとした裏付けによって示されたものではないにもかかわらず、また、一部の良心的な科学者が提出したデータでは、アンセル博士の理論は必ずしも正しくないと指摘されていたにもかかわらず、「ローファット」が流行となって、世の中に支持されてしまったのです。

本当は「ハイファット（高脂質）でローカーボ（低糖質）」のほうが病気のリスクを減らす、というリサーチも発表されていたのですが、そうした声は大きな食品会社と、食品会社からお金をもらっている政治家たちにもみ消されてしまいました。

さらには糖尿病患者が増えると大もうけができる製薬会社も加わって、「アブラは悪者」の常識が確立されてしまったのです。

◉カロリーを減らすと体はどんどん弱くなる

しかしアブラを減らして、炭水化物を多く摂る食生活に変わってくると、いろいろな弊害があらわれました。もっとも顕著な傾向は**肥満**です。アブラをどれだけ減らしても、反比例するように肥満が増えてきました。アメリカがその典型です。

みなさんはもうおわかりでしょう。先に示したように、肥満の原因はアブラではなく、炭水化物や砂糖などの糖質だったからです。

しかし人々は、肥満の原因が高カロリーにあると決めつけてしまいました。カロリーを減らせばやせる、という間違った〃カロリー神話〃がここから生まれてしまったのです。

その結果、高カロリーのアブラをそれまで以上に避けるようになったのはもちろんのこと、次第に食事全体の量も減らす傾向が強くなりました。「ローカロリー、ローファット」の間違った健康法が広がるようになったのです。

「ローカロリー、ローファット」を長期的に続けていくと、さまざまな弊害が生まれます。体が飢えてくるので、猛烈に甘いもの（砂糖）を食べたいという欲求が生まれます。現代の私たちの体は「ファットバーニング」ではなく「シュガーバーニング」になっており、エネルギーの燃料である糖質を強く求めるからです。

カロリー制限をしても、すぐリバウンドしてしまうのはこのためです。

また、ローファットにして脂質を減らすと、先ほど少しご紹介したレプチンという脂肪細胞から出されるホルモンが減少してしまうことも知られています。「満腹ホルモン」とも呼ばれるこのホルモンは、食べ過ぎを防ぎ、「ファットバーニング」を促す大切なホルモンです。

「ローカロリー、ローファット」が長く続くと、このレプチンが減ってしまい、食べても食べても、なかなか満腹感を得ることができません。

満腹にならないので、つい食べ過ぎてしまい、「ローカロリー、ローファット」だったはずが、結果的に体重が増えてしまうというわけです。

さらに男女とも、「ローカロリー、ローファット」を続けるうちにテストステロンというホルモンの量が減ってしまいます。その結果、体温が下がり、体の代謝も落ちてきます。元気がなくなり、疲れやすくなるのです。

微量栄養素も不足してきます。なぜなら微量栄養素のうちいくつかのビタミンを吸収するには脂質が不可欠だからです。ビタミンA、D、E、Kはアブラに溶けるので、脂質がなければ、体に吸収することができません。

さらにもう1つ致命的な問題は、**脳の機能が落ちる**ことです。

脳は1日に使うカロリーの実に20％を消費しています。すなわち、「ローカロリー」にするということは、脳に十分な栄養が行き渡らないことを意味します。脳の機能がどんどん落ちてしまうのです。

また、脳の60％は脂肪が占めています。「ローファット」にすると、脳に必要な脂質が回らなくなり、脂質を原料とする脳の神経伝達物質やホルモンの機能が落ちてきます。

重要なのは、カロリーを減らしたり、アブラをカットしたりすることではなく、カロリーと脂質を健康的かつ積極的に摂るということです。

太るのは、カロリーのせいでも、脂質のせいでもないのですから、どのくらいカロリーを減らすのか、どれくらいアブラをカットするのか、といったところにフォーカスするのではなく、何を食べるのかという食べ物の質に注目すべきなのです。

◉「何を食べたか」という〝情報〟が体をつくりあげる

多くの人が誤解しているのは、体は炉のようなもので、そこに「食べ物」という石炭を入れて燃やしてエネルギーを得るのだと思っていることです。でも、それは正しくありません。

炉ではなく、化学工場だと考えてみてください。「食べ物」はカロリーではなく、体の中の構造をつくるための〝情報〟です。

脂質でいえば、脂質を材料にしてホルモンや細胞、細胞膜、さまざまな組織、内臓、酵素、筋肉、免疫細胞などがつくられます。脂質は体の中の何十万という化学的な合成や生成に関わっている非常に貴重な〝情報〟なのです。

もちろんタンパク質や糖質も貴重な〝情報〟ですし、ビタミン、カルシウムなどの微量栄養素も重要な〝情報〟です。すべての食べ物が〝情報〟として取り入れられ、複雑な化学反応によって、体をつくりあげているのです。

〝情報〟である食べ物を勝手に減らしてしまうと、生きるために必要な化学反応が起こせなくなり、さまざまな不具合が生まれます。触媒が足りなければ、反応が起きないということです。

単純に何かを抜いたり、カロリーを下げたりしただけでは、肥満が解消したり、体の不調が改善されたりするほど、体という化学工場は単純にはできていないのです。

◉「良い材料」を使って細胞を生まれ変わらせよう

すっかり悪者のイメージが定着してしまったアブラですが、私はこの本でアブラに対する誤解を解きたいと思っています。

アブラを摂取しても、それが「良いアブラ」であれば、むしろ健康で引き締まった体をつくる源となってくれます。なぜなら、脂質はいろいろな栄養素の中でも、体内でもっとも多くの化学反応に関係しているからです。

脂質は体の中で実にたくさんの〝使い回し〟ができる栄養素です。ホルモンや酵素の材料になるだけでなく、細胞膜にも使われます。脳内の神経伝達物質にもなります。

アブラをちゃんと摂ると、細胞が元気になるので、内臓の働きは良くなりますし、皮膚や髪も美しくなります。脳の働きがクリアになって、記憶力や集中力も増します。

それこそ潤滑油のように体中の機能をなめらかにして、体の状態を整えてくれるのです。もちろん、そのアブラが「良いアブラ」であればあるほど、健康的で良い効果があらわれます。

体の細胞は常に入れ替わっているので、「良いアブラ」を摂り続けていれば、新しくできる細胞はみな「良いアブラ」を材料につくられた健康な細胞に生まれ変わります。そうして、体はますます健康になるわけです。反対に言うと、アブラが「悪いアブラ」だと、体がその悪い材料を使い回してしまい、状態が悪化してしまうことも起こりうるわけですが――。

また、アブラは体内で脂肪酸に変わって脂肪細胞に蓄えられます。すると脂肪細胞から「満腹ホルモン」レプチンが分泌されます。アブラを摂ると満腹感があるのは、そのためです。ですから**アブラを摂ると、しばらくお腹が空きません。食べ過ぎが防げるので、肥満にはなりにくい**のです。

一方、炭水化物や砂糖などの糖質は、脂質ほどたくさんの化学反応を起こしません。多くはすぐにグリコーゲンに変わってしまい、余った分は脂肪細胞に体脂肪として蓄えられてしまいます。

さらに砂糖には中毒性があって、摂るとますます甘いものが欲しくなります。腸内の悪いバクテリアも糖質をエサとしているので、人間の体が砂糖を欲するよう仕向けます。「満腹だ」とレプチンが出ているのに、その働きを邪魔するのです。

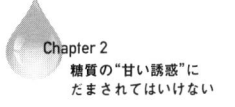

クッキーを軽く2、3枚つまんだとたん、もっと食べたくなってしまい、あっという間にひと袋食べきってしまったという経験はないでしょうか。これは砂糖が持つ中毒性と、レプチンを妨害する働きのせいです。

すなわち、**体の機能を高め、健康的な状態になるうえで、「良いアブラ」を摂ることはもっともシンプルにして最良のアプローチ**なのです。

◉「良いアブラ」があなたを「炎症」から救う

そして、アブラを摂るいちばんのメリットは**病気の原因となる「炎症」を防ぐ**ことにあります。

先ほど、糖質を摂り過ぎると、AGEというおそろしい物質がたまって、体のあちこちに炎症が起こるということに少し触れました。

ここではもう少し「炎症」について、突っ込んだ話をしておきます。そもそも「炎症」とは何か、ということです。

たとえばひじを壁などにぶつけると、そこが赤くなります。ひざをすりむくと、血が出ます。のどに風邪の細菌が入ると、腫れて痛くなります。これが炎症です。

具体的には「急性」の炎症で、体が治癒するための自然な反応です。急性炎症はあくまでも短期的なものなので、原因となるものが取り除かれさえすれば、治まります。

一方、「慢性」の炎症は、炎症の原因が取り除かれなかったり、常に原因となるものの攻撃を受けていたりして、炎症状態がずっと続いていることをいいます。怖いのはこの**慢性炎症**です。

慢性炎症が長く続くと、細胞や、さらにはその中にある遺伝子を傷つけてしまうので、細胞が働かなくなって本来の機能が発揮されません。

そのために、血管障害や腎臓障害などの病気になったり、細胞が変化してがんになったり、脳の機能が衰えてアルツハイマー病になったりと、健康なときは制御できていた遺伝子の中の病気のスイッチを押してしまいます。

ほとんどの病気は慢性炎症から始まる、と言い切っても過言ではないでしょう。病気を防ぐには、いかに体の中に炎症、特に慢性炎症を起こさないようにするか、ということにかかっているわけです。

慢性炎症の原因には、排気ガスやタバコの煙、放射線などいくつかありますが、いちばんの原因は食べ物です。

たとえば、炭水化物をたくさん摂り続けると、AGEがたまり、炎症を起こします。また、加工食品や遺伝子組み換え食品など体に悪いものを摂ると、それらの食品に含まれる化学物質や有害なものが細胞に運ばれてしまい、炎症を引き起こします。

ところが、**アブラを摂ると、この炎症を防ぐことができる**のです。細胞膜は脂肪でつくられていて、細胞の中身を構成しているのもタンパク質や脂肪です。アブラ――ただし「良いアブラ」に限定されます――を摂り続けると、細胞膜が健康になって、細胞にとって良いものを吸収できるようになります。

また、細胞自身も環境が良くなるので、機能が活発になって、細胞内にたまっている毒素を短時間で排除できるようになります。細胞を攻撃してくる活性酸素や細菌、がん化した細胞などという悪いファクターにも対処する力が高まります。

さらに言うと、体に有害な毒素や化学物質は、体にとっていちばん影響がない脂肪細胞に蓄えられます。「良いアブラ」を摂ると、脂肪細胞もどんどん「良いアブラ」でできた脂肪細胞に入れ替わっていくので、その入れ替わりの過程で脂肪細胞に蓄えられていた有害物質も排出されるというわけです。

このように、アブラは人類を「炎症」から救う救世主です。「炎症」を防ぎたかったら、食事を変えること。つまり、「良いアブラ」を積極的に摂ることに尽きます。

あらためて振り返ると、私が「良いアブラ」を摂る最大のメリットとして声を大にして言いたいのは、**1つは脳の機能が高まること、そしてもう1つは炎症と炎症の慢性化が原因で起こる病気が防げること**です。

良いアブラを積極的に摂る「スーパーヒューマン・ライフスタイル」が全世界に広まることで、炎症による病気、すなわちがんや心臓病、脳血管障害、糖尿病などに苦しむ人たちが、自然治癒力を取り戻し、健康的で若々しい人生を手に入れることを、切に願ってやみません。

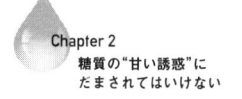

◉1年後健康な体でいるために今日すべきこと

ほとんどの病気の原因は慢性的な「炎症」にあるとお伝えしました。

ではなぜ、「良いアブラ」を摂れば「炎症」を防ぐことができるのか。その理由は

細胞の新陳代謝にあります。

摂取したアブラに有害な化学物質や酸化した悪いアブラが混じっていても、体はそれを使って新しい細胞をつくらざるを得ません。

すると細胞は「悪いアブラ」を材料にした粗悪なものになってしまいます。そして常に悪い物質にさらされ続けることになるので、炎症が起きてしまうのです。

たった1回、「悪いアブラ」を食べてしまっただけなら、体も何とか処理ができます。でも毎日毎日、意識的かどうかにかかわらず「悪いアブラ」を摂り続けていると、処理しきれなくなって、「炎症」が常態化してしまいます。それが病気の原因です。

またトランス脂肪酸という体にとって非常に有害な「悪いアブラ」があるのですが、トランス脂肪酸を摂ると、体の中でその毒が分解されて体外に出されるまでに時間がかかります。

トランス脂肪酸の有害な成分が体の中で半分に減る期間は120日です。すべてなくなるのに240日かかります。たとえば、今日トランス脂肪酸を摂ったら、240日間、体はトランス脂肪酸の毒にさらされ続けるので、どのタイミングで「炎症」が起きてもおかしくありません。

また、トランス脂肪酸を摂ったのが今日だけであれば、240日後になくなりますが、**毎日摂っていたら、永続的にトランス脂肪酸の毒にさらされることになり、「炎症」が起き続ける**のです。

しかし一方で、「炎症」に対抗する希望があります。それが細胞の新陳代謝です。細胞は常に生まれ変わっています。皮膚や心臓の細胞は約1か月、筋肉や肝臓の細胞は約2か月で新しいものに変わりますし、赤血球も数か月で入れ替わります。

脳の神経細胞のように7年近くかかるものもありますが、それらを除けば、体の75%は1か月で入れ替わり、95%は1年でフルチェンジできます。

「悪いアブラ」を断って「良いアブラ」を摂れば、体はそれを原料にして、細胞や細胞膜をつくります。1か月間、体に良い食事を続けると、75%はきれいな細胞に入れ替わります。1年間良い食事を続ければ、95%はきれいになり、7年かければ脳の神経細胞も含め、すべて最適なものに入れ替わります。

もちろんトランス脂肪酸のように、一度の摂取で240日間にわたって有害な毒性が残り続けることもありますが、それでも今日からトランス脂肪酸の摂取をやめれば、

240日後にはその影響がなくなります。

少なくとも1年間、良い食事をして、「良いアブラ」を摂り続ける。そうすれば、体はほぼ完全に健康的な細胞に入れ替わるということです。

次章では、どういった基準を軸にして日常生活の中で「良いアブラ」を選び取っていけばよいか、さらに掘り下げていきたいと思います。

Chapter
3

「良いアブラ」を増やし、「悪いアブラ」を減らそう

◉日本でがんや心臓病が増えている本当の原因

日本は世界でもいちばんの長寿国です。日本食はヘルシーで、病気にならないといわれてきました。しかしこのところ、日本の健康事情にも異変が起きています。

その1つが、**心臓病やがんで亡くなる人が増えている**ことです。がんを例にとれば、1975年から2008年にかけて315%まで増え、アメリカより多くなっていま す。今や日本人の2人に1人はがんになり、3人に1人ががんで亡くなっています。心臓病で亡くなる人も3人に1人です。

また、うつ病やアルツハイマー病にかかる人も増えています。「日本の病院や製薬会社、がんセンターは商売繁盛である」という特集がイギリスの週刊新聞『エコノミスト』で組まれるほどです。その原因は明らかに日本の食事にあると私は思います。

特に注目したいのが、アブラです。「アブラが健康に良くないもの」という誤った先入観を持っているのは、日本もアメリカも同じ。ただ、アメリカでは最近、アブラの種の中でも「悪いアブラ」を摂らないよう、トランス脂肪酸を禁止したり、アブラの種類に気を配ったりするようになってきました。

しかし**日本ではまだ「良いアブラ」と「悪いアブラ」の区別がほとんどなされていません。**なんとなくアブラ全般を避けて「ローファット」にするか、「良いアブラ」も「悪いアブラ」も一緒くたに摂《と》ってしまうか、どちらかのケースが大半です。

そのため「良いアブラ」の恩恵が受けられないばかりか、「悪いアブラ」の悪影響をもろに受けてしまうのです。

このまま行くと、日本ではがんや心臓病、うつ病といった問題がどんどん増え続けるでしょう。長寿であっても、健康でなければ意味がありません。こうした病気にかからないためにも、日本人は「良いアブラ」について、もっと真剣に考えるべきところに来ているのです。

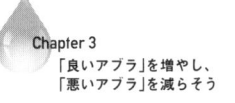

◉「ピストルの引き金」から指をはずすだけでいい

ここで、日本でも増えている主だった病気について、アブラとの関係を考えてみたいと思います。前章で述べたように、「良いアブラ」は「炎症」を防ぎ、体を病気から守って、健康に導きます。一方、アブラの吟味をせずに、「悪いアブラ」を摂ってしまうと、さまざまな病気の原因になります。

がんはその代表例です。

つい最近まで、医学界では、がんは遺伝的な要素が強いと考えられていました。1990年代の終わりから2000年にかけては、その遺伝子を特定できれば、がんなど遺伝的要素が強い病気は予防できるだろうと考え、ヒトの遺伝子を解析する「ヒトゲノム計画」がさかんに行われました。

各国の研究者がしのぎを削った結果、2003年、ついにヒトの遺伝子の解析が終わったのです。ところが解析してみると、ヒトの遺伝子はマウスの遺伝子と99%が同じ、病気に関わる遺伝子も90%が一致していました。

哺乳類の遺伝子はほぼ同じ。ということは、**がんになる遺伝子があったとしても、それがあるから絶対がんになるというわけではない**、ということがわかったのです。

しかし、世の中にはがんになりやすい人、あるいは家系が厳然として存在します。

がんになるには、遺伝子だけでなく、もっと複雑な要因がからみあっているのではないか——。

そこでヒトゲノム計画のあとに**「エピゲノム」**という新しい概念が生まれました。「エピ」とはラテン語で「その上の」という意味です。「エピゲノム」とは、直訳すれば「ゲノムの上にくるもの」という意味になるでしょうか。つまり、遺伝子を囲む環境が大切だという考え方です。

毒素に囲まれた悪い環境にいれば、自分が持っている病気の素因という遺伝子にスイッチが入ります。反対に良い環境にいれば、自分の遺伝子の良いところが発現して、悪いスイッチは入らないというものです。

わかりやすくするために、病気の遺伝子をピストルの弾にたとえてみましょう。あなたの近しい身内にがんになった方がいたら、あなたもがんになりやすい遺伝子、すなわちピストルの弾を持っている可能性があります。

ピストルの弾は生まれたときに、弾倉にこめられます。今までの考え方だと、あなたの弾倉にはがんの弾がこめられているのですから、あなたはがんになる可能性が高いことになります。遺伝子から見て、「あなたはがんになる運命だ」というわけです。

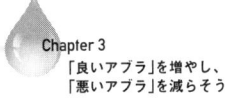

しかし「エピゲノム」の考え方は違います。

確かに、ピストルの弾倉にはがんになる弾がこめられています。でも、ピストルの引き金を引くのは「あなた自身」です。**環境や食事を変えれば、あなたはピストルの引き金から指をはずすことができる。**

これが、新たな「エピゲノム」の考え方です。あなたががんの弾を持っていたとしても、あなたが引き金を引かなければ、がんになる恐れはないのです。

◉病気の遺伝子は「ライフスタイル」でコントロールできる

そしてついに、この「エピゲノム」の考え方が公に認められるときが訪れました。アメリカでもっとも有名ながんセンター、テキサス州立大学MDアンダーソンがんセンターが衝撃的なレポートを発表したのです。そのレポートのタイトルは『がんは予防できる病気』というものでした。

レポートには次のように記されています。

「食事を変えることによって、がんの遺伝子を発現させないことができる。遺伝子はほとんどの病気の原因ではない。環境、すなわちライフスタイルが90～95％の慢性病の原因である。あなたは90～95％の慢性病を自分でコントロールできるのだ」

自分が病気になるかどうかは、9割以上、自分でコントロールできる――これは非常にエキサイティングなレポートでした。私たちの遺伝という運命は、環境で変えることができるのですから。まさに未来に光が見えた瞬間でした。

さらにカリフォルニア大学バークレー校のディーン・オーニッシュという循環器系のメディカルドクターが、このレポートの裏付けになる報告をしています。

それによると、**乳がん患者と前立腺がん患者の食事とライフスタイルを変えることによって、がんを推進するような遺伝子のスイッチをオフにし、健康に導く遺伝子のスイッチをオンにできた**というのです。

また、スタンフォード大学のブルース・リプトンという著名な細胞生物学者も、『思考のすごい力』（ＰＨＰ研究所）という本の中で、遺伝子と「エピゲノム」の考え方にもとづいた理論を展開しました。

彼もやはり、「家族の病歴で運命が決まってしまう」といった伝統的な医学や科学の考え方を否定したうえで、細胞の環境を変えることで、遺伝子のスイッチのオンオフが決められると主張しているのです。

　そして、そのもっとも重要な要素は**「細胞膜」**である、と断言しています。

「遺伝子は細胞の核の中に入っているが、その核も膜でできている。だから膜の状態こそがすべての鍵を握っているのだ。膜が最適な状況にあると、良い遺伝子も発現する（スイッチがオンになる）」というわけです。

　ここで思い出してほしいのですが、細胞膜が何からできているかというと、アブラ（脂質）です。**「悪いアブラ」でつくられた細胞膜は、柔軟性がなく、鉄板のように硬くなります。**鉄板は空気も栄養素も通しません。もちろん細胞内にたまった毒素も通過できません。

　細胞が1軒の家とすると、壁という壁が硬い鉄の板でふさがれてしまったために、中はゴミだらけになり、掃除や修理のための道具も持ち込めずに、荒れ果てていく一方となってしまうのです。

　このように、ヒトゲノム計画から出発して、遺伝子と病気について追究してきた医学の現在の到達地点が、「細胞膜が鍵だった！」という考え方です。そして、その細胞膜をつくっているのが、ほかならぬアブラなのです。

◉がん細胞を生かすも殺すも「アブラ」次第

「環境を変えることで、病気は防げる。遺伝子は大きな要素ではない」

この考え方は、私たちに希望をもたらしました。そして環境の中でも、特に大きな影響があるのが食事ですから、がぜん、食事と病気との関連に注目が集まるようになったのです。

食生活を変えることで、がんはもちろん、家系的な体質（つまり遺伝）が大きいといわれてきた心臓病、動脈硬化、アルツハイマー病、糖尿病など多くの慢性病を防ぐことができるとしたら、これは画期的です。

実際、それを実証する研究もあらわれています。先日、アメリカのニュース雑誌『タイム』で紹介された記事では、直腸がんの70％、乳がんの50％は食事に関係していると報告されています。

さまざまな病気の中で、がんは特にアブラと深いつながりがあります。それは、「なぜ、がんになるのか」という原因を考えてみるとよくわかります。

がんになる原因は大きく3つに集約されます。1つ目は細胞間のコミュニケーションがスムーズでない場合、2つ目は細胞の中の酸素濃度が低い場合、3つ目は悪い細胞に対して「プログラムされた細胞死」の信号がうまく届かない場合です。

まず細胞間のコミュニケーションについてです。仮に、毎日「悪いアブラ」を摂り続けたとすると、細胞間のコミュニケーションの機能がどんどん下がってきます。なぜならコミュニケーションの〝窓口〟となる細胞膜が脂肪でつくられているからです。**「良いアブラ」を原料にしてつくられた「良い細胞膜」は、シャボン玉の膜のように弾力性に富んでいます。酸素や栄養素をスムーズに細胞内に取り込み、いらなくなった老廃物を外に出して、細胞の働きを助けます。**また、細胞間のコミュニケーションも活発に行われるので、細胞の固まりとしての組織の働きも健全に保ちます。

しかし「悪いアブラ」でつくられた質の悪い細胞膜は、硬くて透過性が悪いので、重要な栄養素や酸素を細胞内に取り込めません。細胞同士のコミュニケーションも下がってきて、組織としての統制がとれないため、どこかの細胞が変化してがん化しても、抑えることができないのです。

2つ目の酸素の問題も、アブラと関係します。そもそも質の悪い細胞膜だと、酸素が十分取り込めません。がん細胞は低酸素状態で増殖するので、酸素が足りない細胞は大歓迎です。

「良いアブラ」に分類される「多価不飽和脂肪酸」は、体の中で酸素を引きつけるマグネットのような役割を果たすので、酸素がたくさん集まって、がんが発症しにくい環境をつくるのです。

3つ目の細胞に「プログラムされた細胞死」の信号がきちんと届かないことにも、アブラが関係します。

人間の細胞には寿命があって、劣化してくると、「死になさい」という命令が送られて細胞自身が自爆して死んでいく「アポトーシス」という作用があります。細胞の〝自殺〟ともいえる、この「アポトーシス」があるから、細胞は常に新しいものに入れ替わり、体は健康が保てます。でもこの命令が届かないと、細胞はいつまでも生き続けます。がん細胞がまさにアポトーシスのない、いつまでも生き続ける細胞です。

人間の体の中では、毎日どこかでがん化しかかった細胞が生まれています。するとその細胞内の自爆装置が働いたり、あるいは周りの細胞が情報をすかさずキャッチして、自爆を促す命令を発したりします。

こうしてがん細胞は日々退治されているのですが、「悪いアブラ」でつくられた細胞では、情報をキャッチする細胞膜の機能も悪く、細胞間のコミュニケーションもうまくいっていません。その結果「アポトーシス」が起きず、ずっと生き続けるがん細胞になってしまうのです。

◉「ローファット」の食事が心臓病のリスクを高める⁉

がんと並んで生活習慣病の代表に挙がる心臓病も、アブラとは切っても切れない関係にあります。とはいっても、一般に信じられているような、「アブラが血管をつまらせ、心臓病を引き起こす」という話ではありません。

何度も言うように、「良いアブラ」と「悪いアブラ」があって、心臓病を引き起こすのは「悪いアブラ」のほうです。**「良いアブラ」は心臓病を引き起こすどころか、予防の働きさえしてくれる**、ということを理解する必要があります。

そのことを証明するリサーチがあります。北インドに住む人たちと南インドに住む人たちを比べたものです。

北インドの人たちの食生活は肉が中心です。ただしその肉は主に、良質なエサを食べて放し飼いの環境で育った、ヘルシーな動物の肉です。

一方、南インドの人たちは野菜中心です。アブラはナッツ類などから摂っていますが、肉中心の北インドの人たちと比べると、摂取する脂質の総量は19分の1と、非常にローファットです。

また、南インドの人たちは運動量が豊富です。事務職中心の北インドに比べると、肉体労働が多い南インドの人たちは活発に運動します。運動量だけ比べると、南インドは北インドの15倍もアクティブです。

野菜中心の食生活で、アブラの摂取量は少なく、運動量はたっぷり——一見どう考えても、南インドの人たちのほうが健康的だと誰もが思うでしょう。

しかし、リサーチの結果は、南インドの人たちのほうが北インドの人たちに比べて、心臓病になるリスクが7倍も高い、というものでした。「ローファット、ローカロリー」が必ずしも健康に直結しないことが、ここから明らかになったのです。

◉「良いアブラ」か、「悪いアブラ」か、それが問題だ

なぜ、健康的だと思われる食事をしていた南インドの人たちが、北インドの人たちよりも不健康になってしまうのか?

その謎を解き明かすのが、「良いアブラ」と「悪いアブラ」の問題です。

北インドの人たちは、ヘルシーな動物から供給される「良いアブラ」をたくさん摂っています。だから体も健康で、心臓病にもなりません。

一方、南インドの人たちは野菜中心の食生活であると同時に、アブラをあまり摂りません。摂取するアブラも、ナッツ類などの限定されたものです。**ナッツ類のアブラは一見ヘルシーに思えますが、市販されているものには、実は「悪いアブラ」でローストされた、体に悪いものが多い**のです。

今後、ナッツ類を食べるときはよく注意してください。アブラは種類によって、熱で酸化したり、トランス脂肪酸という悪いアブラに変質したりしてしまうものがあります。「悪いアブラ」でローストしたナッツ類は、もはや「悪いアブラ」以外のなにものでもありません。**市販されているものを買うときも、最低限、無塩・無油、あるいは良質な塩・油を使った「素焼き」か「生」のものを選ぶことをおすすめします。**

南インドの人たちは、もともとローファットだったうえ、少ないながら摂っていた脂質に「悪いアブラ」が多く含まれていたために、体内で炎症が多発し、心臓病を起こしやすくなったと考えられます。リサーチでは明らかになっていませんが、おそらくがんや脳の病気など、ほかの問題も南インドの人に多く見られるはずです。ただただアブラが病気の元凶になるのではありません。「悪いアブラ」の摂取が、病気を引き起こすのです。

それでもまだ「アブラ」は心臓に良くない、血管がつまる、といったイメージがぬぐいきれない方に、もう1つ証拠となる話をご紹介しましょう。

世界五大医学雑誌にも数えられる雑誌『ランセット』が発表した記事によると、血管にたまって、血管をふさいでしまうアブラの固まり、別名「プラーク」と呼ばれる物質を分析してみたところ、「良いアブラ」に該当する脂肪はまったく見つからなかったというのです。見つかったのは「悪いアブラ」に該当する脂肪だけでした。

よく耳にするように、バターやラード、肉の脂身などの動物性のアブラが、そのまま血管をふさぐ要因となるのではありません。加工されたり、さまざまな添加物を加えられたりした「悪いアブラ」がプラークをつくり、血管に悪影響を及ぼすのです。

「良いアブラ」と「悪いアブラ」、どちらを選び、体に取り込むかによって、もたらされる変化はまったく別のものになるということを、頭にとめておいてください。

◉12年間続いた母のうつ病が「良いアブラ」で治った

最近、日本でもうつ病の患者が増えていると聞きますが、私の母も、実は長年うつ病に悩まされていました。12年間にわたってプロザックという薬を飲み続けたものの、症状は一向に改善されませんでした。

プロザックは、アメリカで広く処方されている抗うつ剤の1つです。脳の中の神経伝達物質であるセロトニンの濃度が下がると、うつ状態になります。そこでセロトニンの濃度を人為的に上げ、脳内に十分なセロトニンが行き渡るように調整するのが、この薬の働きです。

しかしプロザックには副作用があります。薬の量を増やしてセロトニンの濃度をどんどん上げていかないと、次第にうつ状態が改善されなくなってくるのです。また、薬をやめたとたん、反動で症状がひどくなることもあります。ですからプロザックに頼る限りは、量をどんどん増やしながら、一生飲み続けていかなければなりません。

私は母に、プロザックの奴隷にはなってほしくありませんでした。そこで抗うつ剤に代わる方法として、「良いアブラ」を中心にした食生活を徹底してもらうことにしました。その結果、母は見事、長年苦しんできた病状を克服することができたのです。

母のうつ病はなぜ治ったのか?

アブラ（脂質）は、脳そのものやセロトニン、ドーパミンなど脳の神経伝達物質をつくります。「ローファット」でアブラそのものを十分に摂らなかったり、「悪いアブラ」しか摂らなかったりすると、神経伝達物質そのものが不足するか、質の悪い神経伝達物質しかできなくなります。

その結果、脳の機能が落ちて元気がなくなり、疲れたり、落ち込んだりといった症状があらわれます。すると、ますます神経伝達物質がつくられなくなり、さらに落ち込むという悪循環に入ってしまいます。

でもこの悪いサイクルは「良いアブラ」を摂ることで止められます。「良いアブラ」が、脳や神経伝達物質そのものの材質を向上させてくれるからです。また、神経伝達物質が機能するにはビタミンなどの微量栄養素が不可欠ですが、ビタミン類の中には脂溶性といって、アブラによく溶けるものがあります。つまり、神経伝達物質に必要な微量栄養素の吸収を、アブラが助けてくれるのです。

このように、私の母は**「良いアブラ」によって脳の環境を改善することで、長年苦しんできたうつ病を克服することができた**のです。

ただ、ここで1つ注意していただきたいのは、今、あなたやあなたの身近な方が何らかの疾患でメディカルドクターの診察を受け、薬を処方されているなら、勝手に薬をやめたり、食事を変えたりしてはいけないということです。

私はクライアントの食生活を変え、「良いアブラ」を摂ってもらうことで、何千人という人のがんや心臓病やうつ病、糖尿病、アルツハイマー病などの根底にある原因に働きかけ、症状の改善に導いてきました。けれどもそれは、直接会って詳しい話を聞き、実際の様子を見たうえで個人に合わせたプログラムを実施したものです。

何かを変える前には、必ず主治医と相談してください。

薬の中には急にやめると危険なものもあります。「良いアブラ」はあなたの健康に良い結果をもたらしますが、まるで魔法のように突然そうなる、というものではないことをご理解いただきたいと思います。

◉食べ物からしか摂取できない〝必須脂肪酸〟とは？

では、いよいよ「良いアブラ」とは何か、「悪いアブラ」とは何かという本題に入りましょう。

まずアブラの種類について簡単に触れておきます。

アブラには A **「飽和脂肪酸」** と B **「不飽和脂肪酸」** があります。A「飽和脂肪酸」は**常温では固形になるアブラ**で、ギーやバター、ラード、肉の脂身など、主に動物性のアブラがこれに該当します。

B「不飽和脂肪酸」は**常温では液体になるアブラ**です。植物性のアブラや魚のアブラがこれに該当します。

さらに**B**「不飽和脂肪酸」は、その化学構造によって**B①「一価不飽和脂肪酸」（オメガ9＝オレイン酸）**と**B②「多価不飽和脂肪酸」（オメガ6＝リノール酸、オメガ3＝αリノレン酸）**にわかれます。

これらのアブラのうち最後に挙げたB②「多価不飽和脂肪酸」のオメガ6とオメガ3だけは人間の体の中でつくることができないので、食べ物から摂らなければなりません。そのため**〝必須脂肪酸〟**と呼ばれています。

整理すると左ページの図のようになります。

アブラの中でも特に大切なのは、体の中でつくることのできない〝必須脂肪酸〟、つまりB②「多価不飽和脂肪酸」のオメガ6とオメガ3です。

そのほかの脂肪酸は人間の体がその量を調整して自らつくり出しますが、体内でつくれないオメガ6とオメガ3は、食べ物から摂る以外に方法がないのです。

アブラ（脂肪酸）の種類

A 飽和脂肪酸			▶ギー ▶バター ▶ラード ▶脂身 ▶ココナッツオイル など
B 不飽和脂肪酸	B① 一価不飽和脂肪酸	オメガ9（オレイン酸）	▶オリーブオイル ▶サラダ油 ▶キャノーラ油 ▶パーム油 など
	B② 多価不飽和脂肪酸	オメガ6（リノール酸）	▶紅花油 ▶ひまわり油 ▶綿実油 ▶ゴマ油 ▶グレープシードオイル など
		オメガ3（αリノレン酸）	▶亜麻仁油 ▶えごま油 ▶ヘンプシードオイル ▶魚の油 ▶チアシード など

“必須脂肪酸”
体の中でつくる
ことができない

◉オメガ6とオメガ3の理想の割合は「4：1」

「多価不飽和脂肪酸」のオメガ6とオメガ3は、別名「酸素マグネット」と呼ばれるほど、酸素を強力に引き寄せる力があります。

つまり、**オメガ6やオメガ3でつくられた細胞膜や細胞は、体内でマグネットのように酸素を引きつけるので、細胞は酸素が豊かになって元気になります。**ちょうど私たちが深呼吸すると、リフレッシュできるのと同じです。酸素がたっぷりの環境下では、低酸素を好むがん細胞は増えることができません。

また、脳の構成要素の14％はオメガ3、10％はオメガ6でできています。脳の機能を維持するためにも、これら2つの脂肪酸は絶対に必要なアブラなのです。

では、オメガ6とオメガ3を含むアブラをひたすらたくさん摂ればいいのかというと、人間の体はそれほど単純にはできていません。オメガ6とオメガ3は体内でまったく逆の働きをするので、どちらかが一方的に多くなってしまうと、体のバランスが崩れてしまうからです。

理想の割合はオメガ6：オメガ3＝4：1、といわれていて、私もこの目安でほぼ間違いないと考えています。

ただし、現代はアメリカでも日本でもそうですが、ふつうに食事を摂っているだけでは極端にオメガ6に偏りやすい傾向にあります。アメリカの場合を例に挙げると、オメガ6：オメガ3の割合は40：1くらい。食事が欧米化している日本でも、これに準じた数値になっていると推測できます。

オメガ6に偏った食事は、体内でアレルギーを促進したり、血栓をつくったりします。特に最近さかんにいわれているのは、オメガ6の摂り過ぎで体内に炎症が起きるということです。どんなものも摂り過ぎたり、1つに偏ったりすると体にとって悪影響をもたらします。

このように、〝必須脂肪酸〟のオメガ6とオメガ3は、人間が体内でつくれないとても大切なアブラですが、現在の私たちの食生活では、ついオメガ6を摂り過ぎてしまいます。したがって、**オメガ6を控えめに、オメガ3を積極的に摂るようなバランス**を心がけることが大事です。

◉知らない間に摂っている「トランス脂肪酸」の恐怖

では、「悪いアブラ」とはいったいどんなアブラなのか。

筆頭に挙げられるのが、先に少し触れた**「トランス脂肪酸」**です。

トランス脂肪酸は「不飽和脂肪酸」の一種に分類される、非常に毒性の強いアブラです。自然界にもわずかに存在しますが、**毒性が強いものは、ほとんどが加工や加熱など人工的に手を加えたときに生じます。**

トランス脂肪酸には細胞を攻撃する毒性があって、体の中でその毒が代謝されて消えるのに240日かかります。また、トランス脂肪酸の毒にさらされると、細胞膜が硬くなり、がんや動脈硬化、心臓病などさまざまな病気を起こします。

あまりに危険なので、2015年にはアメリカのFDA（食品医薬品局）が、食品に含まれるトランス脂肪酸を3年以内にすべて禁止する処置に踏み切ったほどです。

一方、日本では比較的トランス脂肪酸の摂取量が少ないとして、未《いま》だ野放しの状態です。けれども、日本でがんや心臓病が増えていることについて、トランス脂肪酸が規制されていないことは決して無関係ではないと思います。

もともとトランス脂肪酸は「不飽和脂肪酸」（常温で液体のアブラ）が変化したものですから、「飽和脂肪酸」（常温で固体のアブラ）を摂る分にはほとんど心配ありません。注意するのは、常温でサラサラの液体になっているアブラ、「不飽和脂肪酸」を摂るときです。

トランス脂肪酸が生じる主な条件としては、次のような場合があります。

❶液体のアブラ（植物油など）に水素を添加して硬化させ、固形にする場合
❷液体のアブラ（植物油など）を高温で揚げたり、炒めたりする場合

❶のケースに該当する例が、**マーガリンとショートニング**です。これらはバターや生クリームの代用品として植物油を加工してつくられたもので、言ってみれば植物油からつくる〝バターの偽物〟です。非常に安価につくることができるため、菓子やケーキ、パンなどに多用されています。

マーガリンが体に良くないことは日本でも知られるようになってきましたが、それでもまだ、トランス脂肪酸に注意を払う人は少ないように思います。

日本では、食品ラベルにトランス脂肪酸の有無を表示することは義務づけられていません。そのため、お菓子やケーキ、パンなどにマーガリンやショートニングが大量に使用されています。知らない間にたくさんのトランス脂肪酸を摂取している恐れがあるのです。

❷の例に挙げられるのが、**高温で調理された揚げ物**です。欧米型の食事は調理の際、アブラに熱を加えすぎる傾向があります。そのため、多くの場合トランス脂肪酸に変化してしまっています。

揚げ物を提供しているファストフードの飲食店の場合、使っている揚げ物用のアブラのトランス脂肪酸の上限値は25％といわれていますが、私たちが飲食店に行っても、厨房でどんなアブラを使っているのか知りようがありません。

実際には、おそらくどんなにいいレストランでも、10～20％はトランス脂肪酸に変化していると思います。ましてあまり注意を払っていない飲食店ともなれば、25％を超えてトランス脂肪酸が含まれるアブラを使っているケースは少なくないでしょう。

◉「悪いアブラ」をうっかり摂ってしまわないために

では、どうすれば最悪のアブラであるトランス脂肪酸を摂らずに済むのでしょうか。

たとえば、日本の農林水産省のホームページでは、食品にどれくらいトランス脂肪酸が含まれるかの目安を示した表（http://www.maff.go.jp/j/syouan/seisaku/trans_fat/t_kihon/content.html）が公開されているので、参考にするのもいいでしょう。

これによると、クロワッサンや味付けポップコーン、ビスケット、クッキー、ハヤシルウなどに、特にトランス脂肪酸が多く含まれているようです。

また、アブラを高温に熱する揚げ物も、トランス脂肪酸を発生させる恐れの高い調理法です。特にアブラを使い回しするファストフードや市販の惣菜《そうざい》の揚げ物などは控えたほうがいいと思います。

どうしても家庭でアブラを使って炒め物や揚げ物をしたいときは、トランス脂肪酸を生じないアブラを用いるのがベストです。つまり、**ギーやバター、ラード、ココナッツオイルなどの「飽和脂肪酸」**を使うことをおすすめします。

ついでにお伝えしておくと、トランス脂肪酸の毒性が広く世間に浸透したために、食品業界ではトランス脂肪酸に代わる〝便利なアブラ〟が使われ始めています。

「多価不飽和脂肪酸」と「水素化したアブラ」を混ぜ合わせ、人工的につくったアブラだそうですが、これはトランス脂肪酸よりもっと危険だという指摘もあります。

先日、私がアメリカの空港で見たのは、5か月も日持ちするクッキーでした。表示を見ると、マーガリンやショートニングなどのトランス脂肪酸は使われていませんでしたが、あれだけ賞味期限が長いのは、こうした新たなアブラが使われているからかもしれないと、疑いの目を向けてしまいます。

◉「サラダ油」や「キャノーラ油」を避けたほうがいいワケ

トランス脂肪酸に負けず劣らず「悪いアブラ」の例が、「加工されたアブラ」です。たとえば一般に市販されているサラダ油やキャノーラ油などの植物油は、多くが複雑な加工処理を重ねています。

その典型的なプロセスを紹介しましょう。

種、実、豆類

↓

洗う

↓

押しつぶす、またはすりつぶす

↓

溶剤に浸す（炭化水素剤）

↓

固体を除去（約150℃で沸騰）

↓

ガム質を分離するために、水を混ぜる

↓

アルカリ（排水クリーナーに使われる灰汁のようなもの）を加える

↓

粒子を除去するため、高速回転

↓

110℃で漂白

↓

フィルターにかける

↓

230℃で蒸し、脱臭する

↓

冷やして、フィルターにかける

↓

保存剤と泡止め剤（シリコン）を加える

↓

包装

いかがでしょう。加工だけで、これほど多くのプロセスをたどっているわけです。

売り場の棚に並んでいる植物油の中には、このように毒性の強い化学溶剤をたくさん使って処理をし、最後はブリーチ（漂白）までしているものもあります。そういう毒性のある薬品が体の中に入るのですから、当然、毒物にさらされた体内では炎症が引き起こされます。化学的な加工をすればするほど、自然の状態からは遠のき、体に

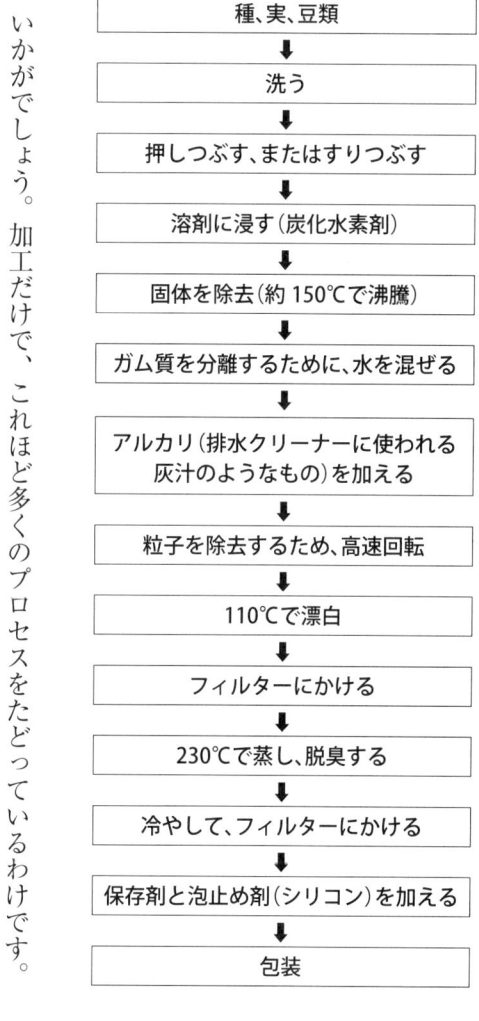

とって「悪いアブラ」となってしまうので注意してください。

オリーブオイルやココナッツオイルは実からアブラを搾って、加熱や加工をせずにそのまま製品にするので、比較的手が加えられていません。このように、できる限り加工がされていない、自然の状態に近いものを選ぶのがベストです。

◉ラットが餓死するまで口をつけなかったトマトの正体

トランス脂肪酸、加工されたアブラと並んで、「悪いアブラ」に挙げられるのが**「GMO（遺伝子組み換え作物）」の原料（種や実、豆類）を使ったアブラ**です。GMOとは、遺伝子に操作を加え、構造を変えてしまった作物のことです。

GMOがもっとも浸透しているのがコーンです。GMOのコーンは価格が安く、大量に供給できるので、広く食品業界に流通しています。GMOのコーンを使ったものとして、コーン油はもちろん、コーンシロップ、コーンフレーク、コーンフラワー、コーンスターチなど、多くの食品や家畜の飼料があります。

また、大豆やサトウキビ、じゃがいもなどにも、GMOの品種が登場しています。

ヨーロッパではGMOを食用とすることは禁止されていますが、アメリカや日本ではまだそこまでの規制はなく、世界的な食品流通の中でもふつうに見られているため、ヨーロッパでさえ一部にその使用が浸透しています。

GMOがこれほど蔓延《まんえん》するのは、GMOを扱う大手の化学企業にとって莫大《ばくだい》な利益が出るからです。彼らが農家の人たちにせっせとGMOの種を配るので、作物はどんどんGMOに切り替わっていきます。

日本ではよく「遺伝子組み換えではない」という表示を見かけます。ほかの国でもそういう表示を見たことがあります。**逆に言うと、「遺伝子組み換えではない」という表示がなければ、すべてGMOだと考えてもおかしくないでしょう。**

アメリカでは、GMOのことを「フランケン・フード」と呼んでいます。フランケンシュタインのように、さまざまな器官や機能をつぎはぎにして人工的につくられた化け物、というわけです。

ある衝撃的な実験があります。GMOのトマトとGMOではないトマトを用意して、ラットに食べさせる実験です。ラットはみな、GMOではないトマトを食べました。一方、GMOのトマトは食べ物と認識しなかったらしく、餓死するまで決してGMO

のトマトには口をつけなかったというのです。

また、これはまだ調査中の段階ですが、GMOのコーンを食べると、遺伝子を変えられたコーンのDNAが人間の細胞の中に入って、遺伝子の悪いスイッチを押してしまうという結果も報告されています。

こうしたリスクとは裏腹に、この30年間、GMOの消費量はどんどん増えています。同じ期間、アメリカではアレルギーが400%増え、ぜんそくが300%、ADHDの子どもが400%、自閉症の子どもが1500%増えています。

もちろん、原因はさまざまにあるとは思いますが、GMOや毒性のあるアブラ、糖質の摂り過ぎといった食生活の変化と、こうした病気の増加のグラフがリンクしている、という事実だけは認識しておいたほうがよいと思います。

◉「グラスフェッド」の動物のアブラが体に良いのはなぜ？

GMOの穀物を食べているのは人間だけではありません。今、世界でもっともGMOの穀物を消費しているのは、牛や豚、鶏といった家畜です。

特に影響が大きいのが牛です。牛は食肉になるだけでなく、牛乳やバター、チーズといった乳製品にも幅広く使われます。その牛がほぼＧＭＯの穀物だけで育てられているとしたら、人間に影響が及ばないわけはありません。

そもそも牛は草食動物ですので、穀物を食べる動物ではありません。牛の食べ物は草（グラス）です。しかし人間が牛を早く成長させたり、乳をたくさん出させたりするために、草ではなく穀物を与えたり、共食いともいえる肉骨粉を混ぜたりして、不自然な育て方をしてしまったのです。

そのためＢＳＥ（牛海綿状脳症）という、あり得ない病気が発症してしまいました。その病気が人間にも感染して、大騒ぎになったのは記憶に新しいところです。

今のように不自然な飼料を家畜に与え続けたら、第２、第３のＢＳＥがあらわれないと、誰が言えるでしょうか。

動物から取れるバターやラード、脂身は「飽和脂肪酸」なので、トランス脂肪酸に変質する恐れはないとお伝えしました。また、一時は動物性のアブラが心臓病など血管障害の原因になるといわれましたが、誤解であることもわかってきて、今では反対に心臓病を防ぐ効果があるという研究結果もあります。

ただし、それらはあくまでGMOの飼料で育っていない、ヘルシーな家畜から取れた「良いアブラ」に限ります。

草を食べて育った（グラスフェッド）動物の乳や脂肪は、人間が消費するのに理想的なオメガ6とオメガ3のバランスになっています。また、こうしたアブラにわずかに含まれる天然のトランス脂肪酸には、人工的につくられた悪魔のトランス脂肪酸とは正反対に、「ファットバーニング」を助けたり、がんを抑えたりする良い働きがあります。さらに、タンパク質、ミネラル、抗酸化物質が理想的なバランスで含まれており、脂肪に溶ける微量栄養素も存在するなど、いいことずくめなのです。

このように、グラスフェッドの牛の脂身や牛乳、そこからつくるバターやチーズは非常に「良いアブラ」です。

一方、本来のエサではないGMOの穀物で育てられた牛のバターやチーズ、脂身は、人間の遺伝子に影響を与える恐れもある「悪いアブラ」です。

つまり、GMOの穀物を食べて育ったのか、自然の牧草を食べて育ったのか、どんな育てられ方をした動物なのかを明らかにすることは重要なポイントなのです。

特に乳製品は日常的に食べるものですから、安全性には気を配りたいもの。**欧米で**

は「グラスフェッド」の表示がされた乳製品がふつうに売られていますが、日本ではまだほとんど見られません。消費者側に、なるべく自然の状態に近い飼育環境下で育てられた牛の乳やバター、チーズ、ヨーグルトを選ぶ、という基準を持つ人が増えることで、市場がさらに整備されていくことを期待しています。

◉「良いアブラ」と「悪いアブラ」を見分ける3つのポイント

ここまで、「良いアブラ」と「悪いアブラ」の見分け方についてお伝えしてきました。あらためて、ポイントを整理しておきましょう。

まず、トランス脂肪酸を避けること。

それから揚げ物など、アブラを高熱で調理する食べ方もアブラの変質を招きますので避けたほうがいいでしょう。基本的にアブラは加熱せず、できるだけ生で使うものだと考えるとスムーズです。

また、オメガ6のアブラはすでに摂り過ぎの状態になっている場合が多いので、ほとんどの植物油、たとえばコーン油、紅花油、大豆油、綿実油、ひまわり油、ピーナッツ油、ゴマ油などは、すすんで摂る必要はありません。

反対に、不足しがちなオメガ3を補うために、魚の油や亜麻仁油、えごま油は積極的に摂ることをおすすめします。


そのうえで「良いアブラ」の選び方として、次の3つのポイントがあります。

第1に、**なるべく加工のプロセスが少ないもの**を選びましょう。加工工程が少なければ少ないほど、化学物質の悪影響が避けられます。ただ、その観点でいくと、多くの植物油は加工工程が多く、あまりおすすめはできません。

比較的加工工程が少ないココナッツオイルやオリーブオイルが望ましく、特に果実をそのまま搾り、薬品処理や加熱処理をしていないバージンココナッツオイルやバージンオリーブオイル、その中でもさらに品質の良いエキストラバージンオリーブオイルは、「良いアブラ」の選択肢の1つです。

第2のポイントは、**遺伝子組み換えではないもの**を選ぶことです。GMOの種や穀物を使った植物油を使ってはいけません。その代表がキャノーラ油などの植物油です。必ず「遺伝子組み換えではない」と表記してあるものを選びましょう。

ポイントの3つ目は、バターやラードといった動物性のアブラについて、**穀物のエサを食べていないグラスフェッドの動物からつくられたもの**を選ぶこと。ただ、日本では市販の製品にほとんど「グラスフェッド」の表示がないため、なるべく「自然放牧」を行っている生産元を探すといいでしょう。

◉「良いアブラ」の選び方に迷ったときの「ギー」頼み

「グラスフェッド」の製品を入手しづらい現在の日本において、加熱調理にも使え、比較的信頼性の高いアブラとしておすすめするのが「ギー」です。

ギーは、インドなどの南アジア諸国で古くから食用に使われてきた乳脂肪製品で、牛乳を乳酸発酵させてできたバターをゆっくり加熱し、溶け出た脂肪分が黄金色に、沈殿した固形分が褐色に変わったタイミングでろ過して作ります。

この加熱・ろ過の過程で水分や糖質、タンパク質などが除かれるため、バターよりも健康的で、長期間保存の利くギーができあがるのです。

代謝機能やホルモンバランスを整えるビタミンを豊富に含むほか、アレルギーを起こす恐れがなく、肥満や病気のリスクを下げてくれるなど、多くのメリットを備えていて、2014年にはアメリカの自然療法協会が発表した「体に良いアブラ・ベスト5」で堂々のナンバーワンに選ばれました。

もちろん、ギーもグラスフェッドやオーガニックのものを選ぶに越したことはありません。ただ、なるべく質の良いものを選ぶように気をつければ、市販の無塩バターを用いて自宅で作ることもできます。巻末の付録で簡単な方法を紹介していますので、参考にしてみてください。

ギーはバターよりも熱に強く、安心して料理に使えます。バターの代わりとして用いたり、炒め物や煮物の調理に用いたり、あるいは紅茶やコーヒーなどの飲み物に入れて楽しんだりするのもいいでしょう。

1つの種類だけにこだわってしまうと本末転倒ですが、バランスよく摂ることを前提に、「良いアブラ」を日常に取り入れる入門として選ぶのであれば、ギーはぜひおすすめしたいアブラです。

Chapter
4

「アブラ習慣」で24時間365日ベストな状態が続く

◉食事に「良いアブラ」を取り入れたら年収が上がった!?

これまで私がアドバイスを行ってきたクライアントの方の数は、累計5万人以上にのぼります。その中には、アブラとの向き合い方を変えることで、体が健康になったり、脳のパフォーマンスが飛躍的に上がったりしただけでなく、生活においても劇的な変化を体験した人が少なくありません。

たとえば、トムという会社経営者がいます。彼は私と出会うまでは炭水化物中心の食生活を送っていて、アブラについてはまったく気を配っていませんでした。そこで私は彼に、本書でご紹介しているようなアプローチ法に沿って、炭水化物中心からアブラ中心の生活に変えてもらいました。

バランスが偏らないようにしながらオメガ6とオメガ3のアブラを積極的に摂《と》り、種類も「良いもの」だけを厳選することで、体を「シュガーバーニング」の状態から「ファットバーニング」の状態に持っていったのです。

すると、早くも1週間後にはエネルギーの様子に変化が出てきました。それまで疲れがたまりやすく、仕事中もぐったりすることが多かったのですが、そうした状態に陥らなくなったのです。頭の中がクリアになり、精神的にも明るくなったと彼は話してくれました。さらに1か月で8キログラムのダイエットに成功し、行動力がアップするとともに、生産性が劇的に上がったのです。

1年後、彼の年収はなんと前年の1・5倍になっていました。炭水化物を控え、「良いアブラ」をたくさん摂ったことで、健康になっただけでなく、年収までアップしたのです。

ダニエルもトムと同じく会社経営者でした。私のところに来たときは体重が標準より20キログラムもオーバーしており、肥満から来る心臓病の予兆やうつ状態など、さまざまな不調に悩まされていました。

何より深刻だったのは、午後になると尋常ではない睡魔に襲われて、仕事中でも居眠りしてしまうことです。なんと1日に4回も居眠り、それも時には顧客の前で、というくらいひどいものでした。私のところを訪れるまでに、いろいろなドクターや専門家のところを回っていて、すでに900万円くらいのお金を使っていたそうです。

彼の場合もやはり、糖質を控え、「良いアブラ」を積極的に摂る食生活に切り替えてもらったところ、**「ファットバーニング」の体に変わってみるみるエネルギーレベルが改善され、3か月後にはまったく睡魔に悩まされない状態になりました。**

体重も20キログラム減って標準体重に戻り、心臓やメンタルの症状もすっかり良くなって、別人かと思うほど元気になりました。結果、停滞していた彼の事業もうまく回り出し、今では順調に売上を伸ばしています。

◉体だけでなく、財布にもやさしい「アブラ習慣」

私はクライアントの方にアドバイスするとき、こうした実例をふまえながら「良いアブラ」をたっぷり摂る食習慣が実は経済的だということをお伝えしています。

第1に、医療費が安くなります。病気になりにくくなるからです。病気になったときにかかる、診察代や薬代といったコストをセーブできます。

第2に収入が増えます。「良いアブラ」を摂って、「ファットバーニング」の体に変えていくと、生産性が上がり、脳の機能もアップするので、仕事の効率が上がります。するると昇進したり、企業の経営者であれば売上を伸ばすことができたりするのです。

第3にサプリメントなどの高額な健康食品にお金がかからなくなります。体調を整えたいとか、病気になりたくないとか、エネルギーやパフォーマンスを上げたいと思う人は、ついいろいろなサプリメントに手を出してしまいがちです。そういったものにお金をまったくかけなくて済むようになります。

第4に食費もセーブできます。「良いアブラ」をたくさん摂る食事に切り替えると、空腹感に襲われません。たいてい1日2食で十分満足できるようになります。3食摂っていた食事が2食になるのですから、それだけで大きなコストカットになります。

◉3週間「昔の食事」に戻してみたらどうなったか？

果たして、糖質を控えてアブラを変えるだけで、こんなに劇的な変化が訪れるものでしょうか。中にはとても信じられないという人もいるでしょう。

でも、簡単な実験でわかります。ランチにいつもよりたくさんの炭水化物を摂ってみてください。その日の午後はだるくて、眠くて、疲れてしまい、きっと満足のいくパフォーマンスにならないと思います。

私も自分の体を使って、実験をしたことがあります。しばらくの間、毎日甘いものや炭水化物、そして「悪いアブラ」をたっぷり摂る生活をしてみたのです。

朝はシリアルと卵とベーコン。いずれもスーパーマーケットでふつうに売られている商品、つまりＧＭＯの穀物でつくられたシリアルやＧＭＯの飼料で育った家畜の卵やベーコンを食べました。

ランチはレストランへ行ってフライドポテトにチキン、デザートにクッキーまで食べました。一応サラダも注文しましたが、ドレッシングをたっぷりかけました。サラダはみなヘルシーだと思い込んでいますが、市販のドレッシングには、ほとんどデザートを食べているのと同じくらい、砂糖と「悪いアブラ」が大量に入っています。

ディナーはグラスフェッドではない牛のステーキと、つけあわせにさつまいも、豆類など。お米もたくさん食べて、デザートのアイスクリームも忘れず注文しました。

私が摂ったこれらの食事は、典型的なアメリカ人のものです。むしろこのメニューなら、まだヘルシーだとほめる人もいるでしょう。農務省が推奨する食生活のピラミ

ッドにちゃんとのっとっていますし、穀物や野菜もきちんと食べているからです。こ
とさらバターや肉の脂身を食べているわけではないので、「ローファット」だと思う
人もいるでしょう。

でも、**こんな食事を3週間続けた結果、体重が2・5キログラム増えてしまいまし
た。それだけではありません。日中頭がぼんやりするようになり、すぐにだるくなる
など、集中力が続かなくなってしまいました。挙句の果てには頭痛や腹痛まで起き始
め、かつてADHDだったころの悪夢がそっくり再現されてしまった**のです。

◉「1日3500キロカロリー生活」を続けて体調が良くなる

そのあと、今度は3週間、糖質を控えて「良いアブラ」をたくさん摂る生活に戻し
ました。アブラは高カロリーなので、積極的に摂るとカロリーが増えます。通常は1
日2500キロカロリーが成人男性の目安ですが、私はそれを3500キロカロリー
に増やしました。

朝は野菜ベースのスムージーにグラスフェッドの牛のギーとバージンココナッツオ

イルを入れて飲みました。ランチはヘルシーな肉か魚と、蒸した野菜にエキストラバージンオリーブオイルをたっぷりかけたものを食べました。

ディナーもランチとほぼ同じで、ヘルシーな肉か魚がメイン。蒸した野菜にはグラスフェッドの牛のギーを溶かしてかけました。ギーを溶かして料理にかけると、満足感も得られるのでディナーにはぴったりです。さらにクミンやターメリック、カルダモン、ローズマリー、バジル、タイムなどで彩りと豪華さを添えました。

結局、1日を通して摂った「良いアブラ」は、テーブルスプーンにして10杯程度。食材から直接摂るほか、スムージーに入れたり、野菜にかけたり、コーヒーに入れたりすれば手間もかかりません。

そうした食事を続けた結果、**1日におよそ3500キロカロリー摂取していたにもかかわらず、体重は元に戻り、お腹《なか》の筋肉も割れてシックスパックになりました。脳の機能も回復し、以前のような高い生産性を取り戻したのです。午後の時間帯にエネルギーレベルが落ちて、頭がぼんやりしてくる、といった状態もなくなりました。**

アブラの摂り方次第で、体の状態はこんなにも変わるのだということを、私は身をもって実感したのです。

その後も変わらず1日3500キロカロリー程度の食生活を続けていますが、肥満になることはまったくありません。ふつうのカロリー計算をする管理栄養士さんであれば、おそらく私のような食事をしていたら、1年で体重150キログラムになると言うでしょう。

実際の私の体はスリムなままですし、病気もせず、エネルギーがいつもハイレベルで、心身ともに調子の良い状態をキープできています。

これが「良いアブラ」を中心とした食習慣の威力なのです。

◉妊娠中の母親に「アブラ習慣」をおすすめする理由

私には今、2歳半と生後5か月になる2人の子どもがいます。妻は私と同様、糖質を控えて、「良いアブラ」を摂る生活を実践しています。

妊娠がわかった当時は、特に「良いアブラ」をたくさん摂るよう気をつけました。

たとえばオメガ6とオメガ3がバランスよく含まれているヘンプシードオイル（麻の

実オイル）やグラスフェッドの牛のギー、バージンココナッツオイル、エキストラバージンオリーブオイルを料理に使ったり、直接かけたりしたほか、アボカドやチアシード（中南米産の植物の種でオメガ3をたくさん含んでいる）など、「良いアブラ」を含む食品を頻繁に食べるようにしたのです。

赤ちゃんが生まれてからも、妻は「良いアブラ」をたくさん摂りました。何度も言うように、**アブラは人間の体、特に脳を構成する大事な材料ですから、子どもの健やかな脳を育てるために、「良いアブラ」の補給を心がけた**のです。母体の栄養は母乳となって赤ちゃんに渡されるので、お母さんがアブラ不足だと赤ちゃんにもストレートに影響します。

特に脳の認知機能に大きな役割を果たすオメガ3はとても重要です。赤ちゃんの脳だけでなく、お母さん自身の脳にも影響して、仮に不足していた場合、産後うつや育児ノイローゼを招きやすくなる恐れがあるからです。

我が家では、妻が妊娠中から「良いアブラ」をたくさん摂るようにしたおかげで、そうした問題もなく、子どもたちはすくすくと成長しています。ドクターや周りの親たちからも「この子はすごく物覚えがいいですね」「言葉の習得が早いですね」と驚かれます。多少親バカの思い込みも入っているかもしれませんが、「良いアブラ」の習慣の影響が手伝ってくれている部分も少なくないと考えています。

胎児や赤ちゃんの脳は目覚ましい早さで発達していきます。母親が妊娠中や授乳期に「良いアブラ」の摂取を心がけることは、子どもの将来を左右するくらい重要なことなのです。

◉ 1日に摂るべき理想の「アブラ」メニューは？

日本でもココナッツオイルやオリーブオイル、亜麻仁油などがひとしきり流行し、それらのアブラがヘルシーだということは、多くの人がそれとなく認識していると思います。しかし、だからといって、ココナッツオイルだけ、あるいはオリーブオイルだけ、などというように、**特定のアブラに固執するのはいけません。**

食べ物についても言えることですが、アブラについてもやはり、特定の種類に偏ることなく、**複数の種類をバランスよく組み合わせて摂る**ことが大事です。

そうすると、浮上してくるのが「じゃあ、どういうバランスで組み合わせればいいの？」という疑問だと思います。そこで、私がすすめている理想の組み合わせ方をご紹介しましょう。

1日に摂っていただきたいアブラは、たとえば次のような4種類です。

ギー（あるいはグラスフェッドバター）［飽和脂肪酸］
バージンココナッツオイル（あるいはMCTオイル）［飽和脂肪酸］
エキストラバージンオリーブオイル［不飽和脂肪酸・オメガ9］
亜麻仁油（あるいはヘンプシードオイル）［不飽和脂肪酸・オメガ6＆オメガ3］

これらを偏りなく摂るようにしてください。目安として、**1日の合計で男性なら8〜10テーブルスプーン（1テーブルスプーン＝15グラム）、女性なら6〜8テーブルスプーン**です。グラムにすると、1日当たり男性は120〜150グラム、女性は90〜120グラムです。

不飽和脂肪酸のアブラは、基本的に加熱するとトランス脂肪酸などが生じてきますので、炒め物やフライ、天ぷらなど、加熱して使いたい場合はそうした心配がない飽和脂肪酸、すなわち、ギーやココナッツオイルがおすすめです。

オリーブオイルや亜麻仁油、ヘンプシードオイルなどの不飽和脂肪酸は加熱には使わず、そのまま料理にかけたり（加熱した料理の場合は、火を止めたあとであれば直接かけてOK）、スープやスムージーに混ぜたりして摂るようにしてください。

ただし、直接摂る以外に、食材からもアブラを補うことができます。たとえば肉などの動物性タンパク質には、量にもよりますが、だいたい1日当たり2～4テーブルスプーンのアブラが含まれています。野菜も、実は毎食欠かさず摂っていれば、1日当たり1～2テーブルスプーンくらいのアブラを摂っていることになるはずです。

したがって、**1日3食として、料理に直接かけたり混ぜたりして摂るアブラの量は、1回の食事にだいたい1～2テーブルスプーンで十分**だと思います。

◉「運動の2時間後」にアブラを摂るのが効果的

どうせアブラを摂るなら、より効果的に摂りたいもの。最終的なゴールは体を「シユガーバーニング」から「ファットバーニング」に変えていくことですから、その目的から考えると、**運動したあと「良いアブラ」を摂ることは非常に効果的**です。なぜなら、運動したあとは成長ホルモンが出て、そのホルモンが脂質をエネルギーに変えるからです。

運動後1時間半のタイミングで出る成長ホルモンの割合は、通常時に比べて男性で2000%、女性は1500%。いかに脂質をエネルギーに変える「ファットバーニング」のチャンスか、おわかりいただけるでしょう。

したがって、運動後にアブラを摂るもっともベストなタイミングとしておすすめしているのは、**運動してからだいたい2時間たったころ**です。なぜ少し時間を置くかというと、初めは、体内にすでに蓄えられている脂質、つまり体脂肪を燃やすための時間を優先するからです。アブラを補給するのはそのあとになります。

運動後はエネルギーを使い果たしているので、体がエネルギー源を欲しがっている状態です。食べ物として外からの補給がないと、体は体内に蓄えた脂質をエネルギーに変えざるを得ません。やむなく体脂肪をエネルギー源として燃やすことになるので、強制的に「ファットバーニング」のシステムに切り替わるのです。

つまり、エネルギーを大量に使った運動後は、体に「ファットバーニング」の練習をさせるのに最適なタイミングです。そしてある程度体脂肪を燃やしてから、「良いアブラ」を摂ってエネルギーを補給してやればいいでしょう。その目安が「運動の2時間後」というわけです。

◉「ファットバーニング」をジャマしないプロテインの摂り方

もし筋肉をつける目的でプロテイン（タンパク質）を摂るのであれば、運動直後でOKです。運動してから30～40分くらいまでは筋肉がタンパク質を合成しやすい状態にあるので、体をムキムキにしたい場合は、このタイミングがタンパク質を摂るのにベストです。

しかし、気をつけてほしいのは、運動直後のタイミングでプロテインと一緒に糖質を摂ってしまわないようにすることです。なぜなら、糖質を摂ると、体は「待ってました」とばかりに糖質からエネルギーを補給しようとするからです。

また、糖質を摂るときに出てくるインスリンは「ファットバーニング」を促す成長ホルモンの働きを阻害します。せっかく「ファットバーニング」の態勢が整っていたところが、「シュガーバーニング」の状態に戻ってしまうのです。

よく甘い味付きのプロテインが市販されていますが、糖質をたっぷり含んでいるので特に注意が必要です。

◉「良いアブラ」が運動のパフォーマンスを劇的に変える

さて、運動後2時間たってから何を摂るかですが、お腹が空《す》いていれば、「良いアブラ」と一緒に肉や魚などのタンパク質や野菜を摂ってください。野菜をギーやココナッツオイルで軽く炒めたり、もしくは火を通してからエキストラバージンオリーブオイルや亜麻仁油などをかけたりしてもいいと思います。

お腹が空いていなければ、ヘルシーなスムージーや飲み物に「良いアブラ」を混ぜるのでもいいでしょう。

今、アメリカのアスリートの間では運動後にアブラを摂るのが常識になっています。

アメリカのNBAのバスケットボールプレイヤーにレブロン・ジェームスという選手がいます。彼は自著の中で、「ハイファット・ローカーボ（高脂質・低糖質）」の食生活を送ることで、約10キログラムの減量に成功し、関節の怪我《けが》もなくなったと書いています。

アスリートにとっては、エネルギーが高いまま安定して維持できる「ファットバーニング」がベストな体の状態なのです。

最近では、運動前に炭水化物をたっぷりと摂る「カーボローディング」が当たり前とされていたマラソンなどの持久力競技でも、糖質と脂質のバランスが見直されてきています。

脂質をエネルギーとして使う体に変えたほうが、すぐ燃料切れになる「シュガーバーニング」より有利だという考え方が主流になってきているのです。

◉「ウワサの健康食材」を摂るときに注意すべきこと

ちまたには「健康に良い」といわれるアブラや食材がいろいろあります。ただ、その中のいくつかは、ただやみくもに摂るだけではその恩恵をまったく生かせません。摂り方によっては注意していただきたいポイントを、ここに挙げておきます。

〈オリーブオイル〉

「オリーブオイルは健康に良い」というイメージが広まった最近では、ふだん使うアブラもみなオリーブオイルに替える人が多いと聞きます。炒め物や揚げ物にもオリーブオイルを使っているそうですが、**基本的にオリーブオイルは加熱に不向き**です。

ギーやバター、ココナッツオイルなどの飽和脂肪酸を除けば、ほとんどのアブラは加熱に向いていないと考えていいでしょう。アブラに無理に熱を加えると、トランス脂肪酸に変化したり、酸化したりして、「悪いアブラ」に変わってしまいます。

また、オリーブオイルをたくさん使う「地中海式」の食事がヘルシーだといわれているのは、ただ「オリーブオイル」と呼ばれるアブラがいいのではなく、彼らが品質の保証されているものを使っているからです。

オリーブオイルとひとくちに言っても、加工工程の多い安価なオリーブオイルや混ざりものが多いオリーブオイルでは本末転倒です。地中海沿岸の人たちは、生搾りに近い**エキストラバージンオリーブオイル**を使い、しかもそれらを加熱せず、そのまま料理にかけています。

オリーブオイルを炒め物やフリッターに使うこともありますが、それ以上に生のまま料理にかけていて、ふんだんに「良いアブラ」を摂っているのが、彼らが健康的である理由なのです。

なおオリーブオイルを選ぶときは、エキストラバージンオリーブオイルがいいのですが、さらにできるだけ自然に近い形で搾っている「コールドプレス」のものやオーガニックのものがいいでしょう。

また、原産地も漠然と「スペイン産」や「地中海産」などの広い地域が書かれているものは、いろいろなものが混ざっている可能性があります。スペインのアンダルシア地方や、アメリカのカリフォルニア州といった、産地が限定されているもののほうが無難だと思います。

安価なオリーブオイルの約7割はオリーブ由来ではないオイルを含んでいるといわれています。やはり信用できる会社の、オーガニックでナチュラルなエキストラバージンオリーブオイルを選ぶのが間違いないでしょう。

〔大豆〕

日本人は昔から豆腐や納豆、味噌《みそ》など大豆製品をたくさん摂ってきました。それが健康の一因だともいわれているため、健康志向の人は、豆乳を飲んだり、豆乳からつくったチーズを食べたりと、大豆への依存度が高くなっています。

しかし私から見ると、やや度が過ぎるように感じる部分もあります。アメリカでも、15年ほど前までは大豆が体に良いといわれ、みんながこぞって大豆を食べていました。でも、最近のリサーチによってそれほど良い側面ばかりではないことが明らかになり、あまり食べられなくなってきています。

もっとも致命的なのが、前章でも触れた、原料となる大豆の多くがGMOだということです。

また、大豆に含まれているイソフラボンは体内で女性ホルモンのエストロゲンに似た働きをするのですが、これは細胞に対して成長を促す作用があるので、たくさん摂り過ぎるとがん細胞を増やしてしまう恐れがあります。

豆腐もやはり、加工される過程でいろいろな化学物質が使われている場合が多いため、決して手放しでヘルシーとは言い切れません。その点、**納豆などの発酵食品**はよりナチュラルなので、同じ大豆食品でも豆腐よりおすすめします。

私は日本に来たときは、オーガニックの納豆に塩とオリーブオイルをかけて食べています。日本人の一般的な食べ方に慣れている人にはぎょっとされますが、おいしいうえに食材本来の味を楽しめるので、興味があればぜひ試してみてください。

〈玄米・雑穀〉

アジアでは、米などの穀物をつくるときによく大量の農薬がまかれます。穀物を食べるのは一般的にヘルシーだと思われていますが、実は相当な量の毒を食べていることになります。

アメリカ政府の環境に関するワーキンググループがまとめた資料によると、白米と玄米の多くに農薬が使われているので、たくさん食べてはいけないことになっています。少なくとも「朝昼晩3食ともご飯」というのはやめたほうがいいでしょう。

そもそも玄米や雑穀は炭水化物で糖質ですから、「ファットバーニング」の食事を実践するうえでも控えたほうがいい食材です。

〈ドライフルーツ〉

フルーツを乾燥させたドライフルーツはヘルシーだと思われていますが、**実は「砂糖のかたまり」と言っていいくらい糖質が大量に含まれています。**フルーツに含まれる果糖が凝縮されているのです。そのため、体の中で糖質が過剰になり、摂り過ぎると糖質が体の組織にくっついてできるAGEによって、あちこちに炎症を起こす原因となってしまいます。

徹底したベジタリアンなのにもかかわらず、健康状態が良くない、という人を私はたくさん見てきました。その一部は、ドライフルーツが健康だと思い込んでいるばかりに、知らず知らずのうちに糖分を大量に摂ってしまっているケースです。くれぐれも摂り過ぎには注意してください。

〈海藻〉

海苔《のり》、わかめ、こんぶ……日本人は海藻をよく食べます。しかし、場所によっては汚染された海のものがあるので要注意です。たとえば中国周辺の海域では海藻に重金属がたくさん含まれています。摂るなら、近くに工業地帯がない、きれいな海のものがいいとされています。たとえばニュージーランド近郊の海藻なら鉛のレベルがほぼゼロなので比較的安心です。そのため、アメリカでオーガニックの海藻を扱う店では、ニュージーランドから取り寄せているそうです。

〈低脂肪牛乳〉

これまで繰り返しお伝えしてきた通り、「良いアブラ」は積極的に摂らなければいけないということから、**低脂肪牛乳を飲む、といった「ローファット志向」自体が根本的に間違っています。**また、人工的に脂質を除いた牛乳にはラクトースという糖質しか残りません。大事な脂質が少ないだけでなく、糖質が残っているわけですから、体にとってメリットがあるとはいえません。

◉どうしても「揚げ物」が食べたくなったら?

「良いアブラ」を摂るためには、**原則としてアブラを加熱しないこと**です。せっかく加工工程の少ない「良いアブラ」を使っていても、それを高温で加熱して揚げ物などに利用すると変質してしまう恐れがあるからです。

決して、「アブラを摂る＝揚げ物を食べる」と誤解しないようにしてください。

私は揚げ物はほとんど食べません。野菜も炒めるのではなく、生か蒸した状態にして、そこに生のアブラをかけるようにしています。

肉や魚はグリルか蒸すことが多いのですが、特にアブラを使って加熱するときは、**トランス脂肪酸に変化しない飽和脂肪酸、すなわちヘルシーなギーやバター、ラード、ココナッツオイル**を使います。

日本では天ぷらやトンカツなど、アブラで揚げる料理が食文化の1つとして好まれています。どうしても揚げ物をしたいときは、こうした飽和脂肪酸か、少なくとも高温に強いアブラを使うようにしてください。

飽和脂肪酸以外で高温に強いアブラとしては、ゴマ油やグレープシードオイルが挙げられます。ただし1つ欠点なのは、ゴマ油、グレープシードオイルともにオメガ6が多いことで、摂り過ぎるとオメガ3とのバランスが崩れてしまいます。

もし、これらのアブラで揚げ物をするのであれば、せいぜい月に2、3回にとどめるのがいいと思います。

Chapter
5

アブラ効果を加速させる
21日間「プチ断食」チャレンジ

◉無理なくスムーズに体を変える「プチ断食」チャレンジ

ここまでお伝えしてきたように、「良いアブラ」を積極的に摂《と》ることで、最終的に「シュガーバーニング」から「ファットバーニング」に体のシステムを転換させ、疲れにくく、集中力が落ちず、病気を寄せつけず、太らない、理想の状態を手に入れるというのが、私のめざす「スーパーヒューマン・ライフスタイル」です。

そして、こうした「シュガーバーニング」から「ファットバーニング」への移行をより効果的に、確実に加速させる方法があります。

それが本章でお伝えする**21日間の「プチ断食」チャレンジ**です。

「断食」と聞くと、難しそうに感じて身がまえてしまう人がいるかもしれません。でも私の方法は食べ物をすべて断つ断食とは違って、ふだんの生活を送りながら無理なく実践できます。

従来の断食は体を飢餓状態にしますが、このプチ断食では、**8時間以内に1日の食**

事をすべて終えて、あとの16時間は何も食べないという短時間の断食を断続的に21日間行うものなので、飢餓状態にはなりません。

また、1日に必要なエネルギーは取り続けるので、断食によって筋力が衰えてしまう心配もありません。

しかも、「シュガーバーニング」から「ファットバーニング」への移行を加速させるだけでなく、糖尿病や糖尿病の予備軍の人たちの症状を改善したり、体内の炎症をしずめる効果が期待できたり、脳のパフォーマンスが上がったりするなど、多くのメリットがあります。

プチ断食の基本的なやり方は次の通りです。

〈ベーシックパターン〉

❶ 8時間の間に3食（脂質多め、糖質控えめ）を食べます。
❷ 残り16時間は水やお茶以外は何も食べない状態にします。
❸ これを21日間続けます。

〈アドバンスパターン〉

❶❷はベーシックパターンと同じです。

❸これを1週間のうち5日行います（残りの2日が連続しないように）。

❹残りの連続しない2日間はクレンジングを行います。具体的には、男性なら1日600キロカロリー、女性なら1日500キロカロリーを超えないよう低カロリーで過ごして、体のデトックス効果を高めるのです。

❺❶～❹を1週間単位で行い、3週間繰り返します。

最初はベーシックパターンから始め、慣れてきたらアドバンスパターンに挑戦するといいでしょう。もちろん、プチ断食の期間中に摂る食事はなるべく糖質を避け、「良いアブラ」を多めに摂るように心がけます。

アドバンスパターンのスケジュールの組み方は、たとえば「月・火・水・金・日」はプチ断食、「木・土」はクレンジングというような具合です。2日連続しなければ、クレンジングを行う曜日は「月・金」「火・木」などと1週間ごとに変えてもかまいません。

◉「プチ断食」が脳と体にもたらす3つのメリット

このプチ断食がなぜ脳と体に良い影響をもたらしてくれるのかというと、理由は3つあります。

1つ目は言うまでもなく、**体が本来の自然なあり方である「ファットバーニング」のシステムに戻るのを促進するから**です。

2つ目は、**インスリンに対する感受性が鋭くなるから**です。そうすると、糖質の代謝が早くなります。

3つ目は、**「自分がどれくらい満腹か」という感覚に対して、敏感になるから**です。

順番にもう少し詳しく説明しましょう。

まず1つ目の「ファットバーニング」に戻るメリットです。これは先にも説明したように、「ファットバーニング」こそが、人間の体本来のエネルギーシステムだからです。このシステムに戻れば、体に無理がないので、もともと備えているパフォーマンスが自然に発揮できます。もちろん脳にとってもベストの状態に戻れます。

2つ目のインスリンに対する感受性が鋭くなる、ということですが、たとえば糖質が体に入ってくると、インスリンというトラックが出動して、糖質(厳密には糖質が分解されたグルコース)を細胞に運びます。しかし「シュガーバーニング」の体になっていると、体が糖質を欲するので、常に糖質を摂り続け、インスリンのトラックが出動し続ける状態になります。すると体内の細胞は糖質過多の状態になり、トラックから糖質を受け取ることを拒否するようになるのです。これを「インスリンに対する感受性が鈍くなる」といいます。

細胞が糖質を受け取らないので、糖質が体中にあふれる状態になってしまい、AGEによる炎症が起きたり、肥満になったり、糖尿病を招いたりします。

しかし、16時間の短い断食をすれば、その間は糖質をはじめ、栄養が体内に入らないので、やがてインスリンのトラックはいなくなります。

こうしてトラックの数が減ると、細胞はまた元気を取り戻して働けるようになります。そして糖質(グルコース)が来るのを今か今かと待ち受けるようになります。これが「インスリンに対する感受性が鋭くなる」ということです。

すると、血糖値も適正になり、糖質が多すぎることによって引き起こされるさまざまな弊害がなくなるのです。

３つ目の「満腹感」に関して——。脂肪細胞から分泌されるレプチンというのは、体に「満腹です」「もう食べるのをやめなさい」という指令を出すホルモンです。

ところが、糖質が多くなりすぎると、レプチンの働きが抑えられるので、満腹になったことがなかなかわかりません。そのため、自分がお腹《なか》いっぱいになっているにもかかわらず、それに気づかないまま、だらだら食べ続ける状態に陥ってしまうのです。

しかし、プチ断食を行うと、16時間は糖質が体内に入らないため、レプチンの分泌が阻害されません。レプチンのおかげで、満腹になったことがはっきり認識できるので、むやみに食べ続けてしまうライフスタイルから抜け出すことができます。

◉すべての食事を「８時間以内」に収めるのが基本ルール

それでは実際にプチ断食をやる場合の具体的な「時間割」を見ていきましょう。

たとえば、８時間の間に３食を摂るとすると、食事のスケジュールの例は次のようになります。

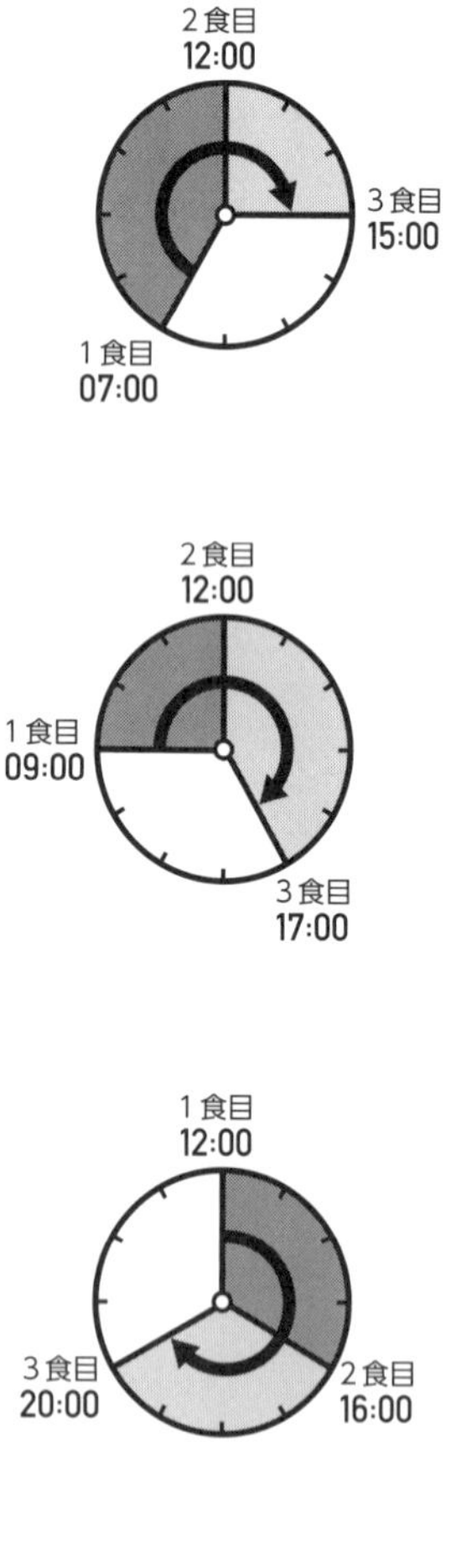

もちろんこれは一例ですので、自分のライフスタイルに応じて、どういう時間帯で食事を摂ってもかまいません。食事も3食ではなく、2食でも、4食でもかまいません。**重要なのは、すべての食事を「8時間の枠内」に収めること**です。

ちなみに私の場合、すでに完全な「ファットバーニング」の体になっているため、「シュガーバーニング」の人のように、頻繁に食事をしてエネルギー補給をする必要がありません。

だから今は1日2食を、だいたい6時間の枠内で摂っています。たとえばお昼の12時前後に1食目を摂り、2食目は18時前後です。そうすると、18時間、食べない時間が空くのですが、これが私にとってはものすごく大きなメリットになっています。なぜならその間、消化器官を使わないため、体を休めることができるうえに、デトックスに集中させることもできるからです。このサイクルになって以来、短時間で多くの仕事ができるようになり、事業でも順調に利益が上がるようになりました。

一方、私のクライアントであるエグゼクティブの方たちのように、仕事があまりにも忙しく、規則的に食事をするのが難しい場合があります。そういうときは、こんなふうにスケジュールを組んでもらっています。

朝　：「良いアブラ」を混ぜたドリンク
昼　：ランチミーティング
夕方：スナック
夜　：会食ディナー

しっかりと食事を摂るのは昼のランチミーティングと夜の会食ディナーの2食にして、間に軽いスナック（ナッツやベリー類、カカオ比率の高いチョコレートなど）を摂ります。そして、ランチミーティングから会食ディナーまでが8時間以内に収まるようにスケジュールを組めば、忙しいエグゼクティブの人であっても、十分プチ断食を実践することが可能です。

◉低カロリーで1日を過ごす「クレンジング」の効果

アドバンスパターンで設定される低カロリーの2日間の目的は、脂肪を急速に燃やすことと、体を休めることです。

現代の食生活ではただでさえ食べ過ぎになる傾向が強いので、1日に摂るカロリーが低い日を挟んで体を休めてあげるのです。この2日間で、体が「シュガーバーニング」から「ファットバーニング」にシステムチェンジするので、炎症が治まり、老化も防いで、体をすっきりとクレンジングできます。

クレンジングの2日間は、前述の通り、連続するよりもなるべく間が空くように設定してください。

私の場合を例にご紹介すると、その日は野菜中心のスムージーを1日2回、あるいはごく少量の食事（糖質はなし、脂質50％、野菜30％、タンパク質20％の組み合わせ）を1日2回摂ります。

もっとも、今より体重を減らさなくていいという人は、低カロリーの日が週1日でもかまいません。低カロリーの日を設けるのは、あくまで体を休めることと、「ファットバーニング」を加速させるためであって、ダイエットがゴールではないからです。反対に、「どうしても体重を減らしたい」という人は、低カロリーの日を週3回に増やしてもいいでしょう。

アドバンスパターンは、早く「ファットバーニング」に移行したい人や、すぐに結果を出したい人向きです。いきなりアドバンスパターンに挑戦して挫折するより、最初はベーシックパターンから始めて、プチ断食に慣れてからアドバンスパターンに移行するほうが十分効果が期待できます。自分の体の状態と相談しながら、無理のない範囲で取り組んでください。

◉「摂取カロリーの60%」はアブラでまかないなさい

8時間の枠内で摂る食事の内容ですが、「シュガーバーニング」から「ファットバーニング」に移行させるため、できるだけ糖質を控えることは言うまでもありません。そしてエネルギーは、主にアブラで補うようにします。**1日の摂取カロリーのうち、少なくとも60%はアブラから摂るようにすると効果的**です。アブラの量を多くすればするほど、このプチ断食は効果が上がります。

食事の量自体は、考える必要はありません。糖質を控え、「良いアブラ」を積極的に摂り、野菜とタンパク質をきちんと摂っていれば、あとは好きなものを、好きなように、好きなだけ食べてかまわないのです。食べることを十分に楽しんでください。

ダイエットというとみなカロリーのことばかり言うのですが、カロリーは同じでも、それが糖質のカロリーか脂質のカロリーかによって、結果がまったく違ってきます。

私のクライアントの中には、アブラ中心で1日4000キロカロリー摂っていても、どんどんやせていく人もいます。炭水化物などの糖質のカロリーと違って、アブラのカロリーは太らないからです。**「ファットバーニング」に体を移行できれば、肥満やメタボの問題はほぼ解決できる**のです。

プチ断食中のアブラは、1種類に偏らないように注意してください。

まずは人間が体の中でつくれない必須脂肪酸のオメガ3とオメガ6の中から4種類ほど選んで、ローテーションで摂るのがいいでしょう。亜麻仁油やえごま油、ヘンプシードオイルのほか、チアシードやクルミなどのナッツ類を食べてもいいと思います。

さらに必須脂肪酸ではありませんが、ギーやバター、ココナッツオイル、MCTオイル、オリーブオイルなど、飽和脂肪酸やオメガ9も補います。

また、果物や野菜、肉や魚にもアブラが含まれていますので、まんべんなくバラエティに富む食品を摂るようにするといいでしょう。

果物ではベリー系のほか、良質のオメガ9が豊富に含まれているアボカドなどがおすすめです。

次のページに、アブラを含む野菜と果物の一覧を載せましたので、合わせて参考にしてみてください。

アブラは野菜や果物にも含まれている

脂肪酸を豊富に含む **野菜**	多価不飽和脂肪酸 オメガ6＆オメガ3	一価不飽和脂肪酸 オメガ9	飽和脂肪酸	脂質	炭水化物
えだまめ（ゆで）	2.82	1.91	0.86	6.1	8.9
とうもろこし（ゆで）	0.54	0.49	0.26	1.7	18.6
ニンニク（生）	0.41	0.04	0.18	1.3	26.3
ホウレンソウ（ゆで）	0.21	0.02	0.05	0.5	4.0
干ししいたけ（ゆで）	0.18	0.01	0.05	0.5	16.7
しゅんぎく（ゆで）	0.17	0.01	0.04	0.5	4.5
エリンギ（生）	0.17	0.05	0.05	0.5	7.4
まいたけ（ゆで）	0.15	0.14	0.08	0.8	3.6
生しいたけ（ゆで）	0.11	0.01	0.03	0.3	7.1
ぶなしめじ（ゆで）	0.09	0.01	0.02	0.3	6.5
ながいも（生）	0.08	0.02	0.04	0.3	13.9
葉ねぎ（生）	0.08	0.01	0.04	0.3	7.0
やまといも（生）	0.07	0.02	0.03	0.2	27.1
マッシュルーム（ゆで）	0.07	微量	0.02	0.2	3.7
さつまいも（蒸し）	0.06	微量	0.03	0.2	31.2
西洋かぼちゃ（ゆで）	0.06	0.06	0.04	0.3	21.3
ソラマメ（ゆで）	0.05	0.01	0.03	0.2	16.9
青ピーマン（生）	0.05	微量	0.02	0.2	5.1
こまつな（ゆで）	0.04	微量	0.01	0.1	3.0
えのきたけ（ゆで）	0.04	微量	0.01	0.1	7.8
さといも（水煮）	0.03	微量	0.01	0.1	13.4
日本かぼちゃ（ゆで）	0.03	微量	0.01	0.1	13.3
セロリ（生）	0.03	微量	0.02	0.1	3.2
タマネギ（生）	0.03	微量	0.01	0.1	8.8
トマト（生）	0.03	0.01	0.02	0.1	4.7
はくさい（生）	0.03	微量	0.01	0.1	3.2
レタス（生）	0.03	微量	0.01	0.1	2.8
なめこ（ゆで）	0.03	0.01	0.01	0.1	5.1
じゃがいも（蒸し）	0.02	微量	0.01	0.1	19.7
キャベツ（生）	0.02	0.01	0.02	0.2	5.2
れんこん（ゆで）	0.02	0.01	0.01	0.1	16.1
きゅうり（生）	0.01	微量	0.01	0.1	3.0

(g)

脂肪酸を豊富に含む **果物**	多価不飽和脂肪酸	一価不飽和脂肪酸	飽和脂肪酸	脂質	炭水化物
	オメガ6&オメガ3	オメガ9			
アボカド	2.16	10.82	3.21	18.7	6.2
ドリアン	0.28	1.18	1.18	3.3	27.1
栗	0.25	0.05	0.09	0.5	36.9
干し柿	0.22	0.36	0.15	1.7	71.3
きんかん	0.18	0.06	0.09	0.7	17.5
レモン	0.11	0.02	0.05	0.7	12.5
キウイフルーツ	0.06	0.02	0.01	0.1	13.5
いちご	0.05	0.01	0.01	0.1	8.5
柿	0.03	0.04	0.02	0.2	15.9
干しぶどう	0.03	0.01	0.03	0.2	80.7
レモン果汁	0.03	0.01	0.02	0.2	8.6
リンゴ	0.02	微量	0.01	0.1	14.6
温州みかん	0.01	0.02	0.01	0.1	12.0
アセロラ	0.01	微量	0.01	0.1	9.0
ぶどう	0.01	微量	0.01	0.1	15.7

(g)

※数値はいずれも可食部100g中
出典：食品成分データベース（改変）

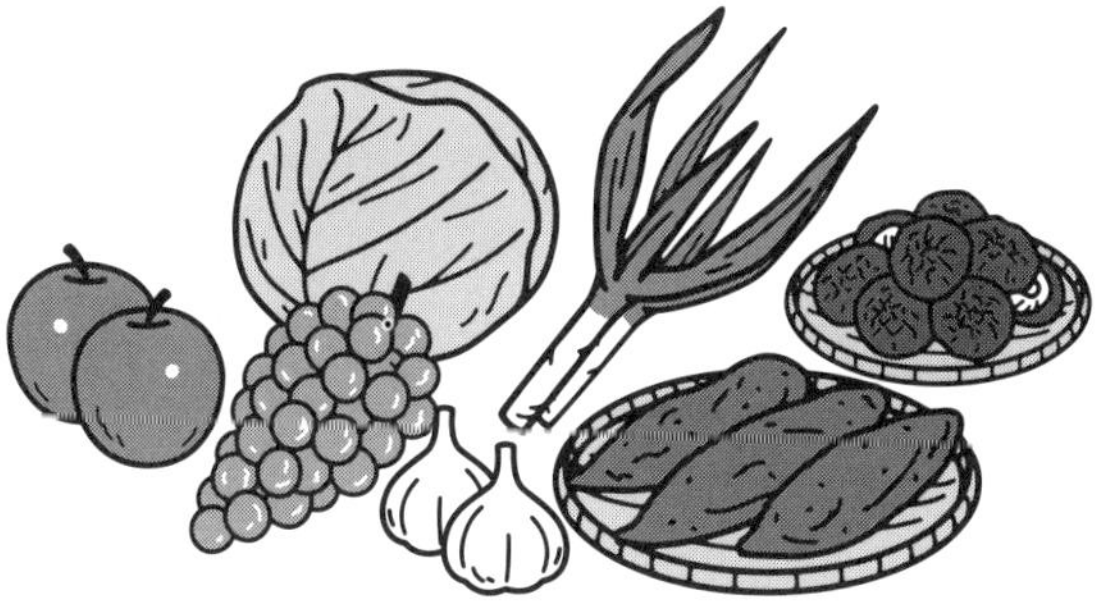

◉1日当たりに飲むべき水の量は「2～2・5リットル」

プチ断食中、飲み物は8時間の枠に関係なくどんどん飲んでかまいません。**特に水は意識して飲むようにしてください。**目安として、**1日にマグカップ8杯から10杯**が適量です。リットルで換算すれば、**1日2～2・5リットルくらい**になります。

水以外に紅茶や緑茶でもかまいませんが、コーヒーは水の量には含めません。これは、利尿作用が強く、コーヒーを1杯飲むと、1杯分の水分が尿になって出ていってしまうからです。つまり水分としてはプラスマイナスゼロになるわけです。

また、水の代わりに野菜ジュースやコーラなどの清涼飲料水を飲むのも望ましくありません。一度、食品表示のラベルをよく見てみてください。野菜ジュースにも必ず「糖質何グラム」と書かれています。野菜ジュースや清涼飲料水を飲むのは、砂糖水を飲むのと同じだと思ったほうがいいでしょう。

私の場合は、**1日の始まりの飲み物として、ミネラルウォーターにレモンまたはライム1個を搾ったものを飲んでいます。**レモンやライムは体をアルカリ性にしてくれます。

レモンやライムにもわずかな糖質（果糖）が含まれていますが、米やパン、じゃがいもなどのでんぷん系の炭水化物を摂らなければ、果物や野菜に通常含まれる程度の糖質は気にしなくていいのです。

ちなみにお酒に関しては、ほとんどに糖質が含まれているため、避けるに越したことはありません。

ただ、お酒好きの人や付き合いの多い人がまったく飲まないようにするのも難しいでしょう。**もしどうしてもお酒を飲むのであれば、おすすめは糖質を含んでいないウオッカやテキーラです。**あるいはスパークリングウォーターやレモンウォーターで代替できるのなら、そのほうがベストです。

◉炭水化物は「野菜」や「果物」に含まれるもので十分

プチ断食中、8時間以内に摂る食事は、なるべくアブラを多くする（カロリーの60%ぐらい）のが基本だとお伝えしましたが、最初の段階では「16時間何も食べない」

という習慣に慣れることのほうを優先したいので、食事の内容は何を食べてもかまいません。そこから少しずつ慣れてきたら、今度は米やパンなどの炭水化物を極力食べないようにするなど、徐々にルールを増やしていくのがいいでしょう。

炭水化物を摂らなくても平気なのかと心配する人がいますが、大丈夫です。意外と知らない人も多いようですが、炭水化物は野菜や果物にも含まれています。

たとえばリンゴには１００グラム当たり約15グラム、きゅうりにさえ１００グラム当たり３グラムの炭水化物が含まれています。さらに肉や魚にも、少量ながら炭水化物は含まれています。

本来、私たちの体は、野菜や果物、肉や魚からほんの少し炭水化物を摂るだけで十分に健康的に生きていけるのです。したがって、プチ断食中の食事は、野菜を中心に肉や魚のタンパク質プラス「良いアブラ」を摂る、と考えておけばいいでしょう。

◉魚を食べるときに気をつけてほしい「水銀量」

欧米人に比べて、日本人は魚をたくさん食べる民族です。魚に含まれるオメガ３を

水銀量の多い魚介類の例

バンドウイルカ	マッコウクジラ
コビレゴンドウ	キダイ
キンメダイ	マカジキ
メカジキ	ユメカサゴ
クロマグロ	ミナミマグロ
メバチマグロ	ヨシキリザメ
エッチュウバイガイ	イシイルカ
ツチクジラ	クロムツ

（厚生労働省）

※マグロ類の中でも、キハダマグロ、ビンチョウマグロ、メジマグロ、ツナ缶、またカツオは通常の摂食で問題ありません。

たくさん摂っている点は、たいへんヘルシーだと思います。

ただし、1つ懸念すべきは、**水銀量が多い魚**を食べ過ぎている点です。日本でよく食べられているクロマグロやメバチマグロ、カジキ、クジラ、キンメダイ、ムツなどには水銀が多く含まれています。

魚は体が大きいものほど、食物連鎖の関係で水銀を体内に多くためています。そのため、体が大きな魚はあまり頻繁に食べないことをおすすめします。特に妊娠中の女性は胎児に影響する恐れがありますので、気をつけてください。

水銀量の心配がなく、「良いアブラ」を豊富に含むアジやイワシ、サバ、サンマといった青魚系や、サーモンなどを食べるといいでしょう。また、亜麻仁油など、魚の油と同じオメガ3のアブラを料理にかけて摂るようにすれば、栄養のバランスとしては魚の代わりになります。

◉空腹でガマンできないときの「スーパーヒューマン・ドリンク」

プチ断食を始めて3、4日は、やはりお腹が空《す》きます。そういうときは、「良いアブラ」をたっぷりと混ぜた飲み物が、腹持ちも良くておすすめです。

アブラ入りの飲み物には脳と体をしゃきっとさせる効果もあり、私はこれを**「スーパーヒューマン・ドリンク」**と呼んでいます。

私の場合、1日2食で1食目はお昼の時間帯なので、朝はたいていレモンウォーターかライムウォーターを飲むだけです。ただ、朝起きてすぐ運動するなどして、お腹が空いていると感じたときは、特製の「スーパーヒューマン・ドリンク」を飲みます。

ドリンクの中身は、**野菜や果物をミキサーにかけたスムージーにギーやココナッツオイル、MCTオイルを入れたもの**です。スムージーにする材料はできるだけ炭水化物が少ないもの、たとえばきゅうり、チンゲンサイ、ホウレンソウ、キャベツ、ブロッコリー、セロリ、アボカドなどです。

私が個人的に好きな組み合わせは、きゅうりとアボカドにレモンとブルーベリーを加え、ギーを混ぜたスムージーです。

朝の起き抜けにアブラたっぷりの「スーパーヒューマン・ドリンク」を飲むと、脂質を供給された脳が目覚め、活動を始めます。頭も体もすっきりした状態で1日をスタートできるので、効果は絶大です。

時間がなく、とりあえず空腹感をまぎらわしたいときには、お茶やコーヒー、スムージーなどに「良いアブラ」を入れて飲むだけでもよいでしょう。体内にアブラが入ると、脂肪細胞が刺激されて満腹ホルモンのレプチンが出てくるので、飲み物だけでもかなり満足感が得られます。

アメリカでベストセラーになった『シリコンバレー式　自分を変える最強の食事（The Bulletproof Diet）』（デイヴ・アスプリー／ダイヤモンド社）という本でも、「完全無欠コーヒー」という、ホットコーヒーにＭＣＴオイルとバターを溶かして飲む方法が紹介されて話題になりました。私もよくこれを簡易的に取り入れて飲んでいます。

コーヒーが苦手なら、温かい紅茶や日本茶、抹茶にもアブラはよく合います。時間の余裕に合わせて、こうした飲み方をぜひ試してみてください。

◉間食には「ナッツ」か「ベリー」がおすすめ

プチ断食の際、8時間以内に3食きちんと摂っていれば、間食をしたいとも思わないはずですが、2食しか摂らない場合は、どうしても間食が欲しくなる人もいます。私も1日2食ですが、ときどき、ランチとディナーの間にスナックを食べます。

何を食べるのかというと、**ナッツやベリー**です。ナッツはオメガ6とオメガ3をバランスよく含む「良いアブラ」です。また、ベリーは抗酸化作用の強いポリフェノールをたくさん含んでいます。食事でナッツやベリーを食べないときに、間食でときどき補うようにしているのです。

ナッツで注意してほしいのは、ローストするときのアブラです。クルミやアーモンド、カシューナッツなど、市販されているナッツ類の多くは、火を通してローストしてあります。このとき用いるアブラが「悪いアブラ」だと、せっかくナッツを食べていても意味がありません。ナッツを買うときは生のものを選ぶかローストの方法に注意し、信頼できるお店で購入するようにしてください。

また、ベリーは農薬がかかっていることがありますので、オーガニックのものが手に入らないときは、冷凍してあるベリーがおすすめです。**冷凍ベリーは生のものより農薬の薬効が薄れていて、比較的安全だといえます。**

最近、ナッツで注目されているものに、**チアシード**があります。メキシコなどに生えるチアという植物から採ったゴマのような小さな種で、オメガ3をはじめ、カルシウム、カリウム、鉄分などのミネラルも豊富に含む「スーパーフード」として、セレブを中心にブームになっています。

水分を含むと膨張するため、腹持ちがいい食材としても重宝されています。ローストもされておらず、「悪いアブラ」を心配する必要がありません。お茶やコーヒーに入れて飲むと、「良いアブラ」たっぷりの栄養価の高い飲み物になって、満足感も得られるので、「スーパーヒューマン・ドリンク」と組み合わせるのもおすすめです。

◉どうしてもご飯やパンを食べたいなら「夜」にする

糖質は控えるように、とはいっても、中には「ご飯もパンも麺類もまったく食べない生活なんてガマンできない」という人もいるでしょう。また、ビジネスマンの場合は、会食やパーティーの予定が入ることもあります。

どうしても炭水化物が食べたい、あるいは食べなければいけない状況に立たされてしまったら、食べるタイミングはできるだけ「夜」に持っていくようにしてください。

パーティーであれば、少量のお寿司《すし》と飲み物にし、会食であれば、おかずを中心に、締めのご飯や麺はなるべく控えるのがいいと思います。

夜、炭水化物を食べても、あとは寝るだけですので、エネルギーレベルが不安定でもあまり心配いりません。また、寝ている間に「シュガーバーニング」のシステムを自動的に「ファットバーニング」に転換してくれます。

翌日はプチ断食のサイクルに戻して、すみやかに「ファットバーニング」の状態に持っていけばいいのです。

炭水化物や砂糖は、一度たがはずれてしまうと、なだれをうつように食べ始めて止まらなくなります。あとからリセットするのはたいへんなので、くれぐれも食べる量に気をつけ、あくまでも少量にとどめる決意で臨みましょう。

◉糖質の誘惑は一度〝暴走〟し始めたら止まらない

かく言う私自身にも苦い経験があります。

今から3年前、バケーションで1週間ほど、妻と一緒にカナダのケベックに行ったことがあります。ケベックはフランス語圏のエリアなので、フランス料理が中心です。私は「バケーションだから、ちょっとぐらいいいか」と、気を抜いてしまいました。するとちょっとどころか、完全にレールをはずれて暴走してしまったのです。

1日目はディナーでパンを食べました。2日目もディナーでパンとデザートを食べてしまいました。3日目は朝からデザートを食べてしまい、4日目になると、朝も昼も夜もパンとデザートを食べてしまいました。

糖質が体にあふれてしまったために、激しい疲れを感じたのですが、体が糖質を求めて止まりません。

5日目にはもう砂糖を直接食べてエネルギーを摂りたい衝動に駆られ、6日目にはビュッフェに行って、クレープやパンケーキを山盛り食べてしまったのです。

7日目に家に帰ったときは、完全に「シュガーバーニング」の体質に戻ってしまい、そのあと炭水化物と砂糖への強い欲求に打ち勝つのに相当な努力が必要でした。

結局、21日間のプチ断食をもう一度最初から始めて、ようやく「ファットバーニング」に戻すことができたのです。

炭水化物や砂糖の誘惑はそれほど強いものです。暴走しないためにも、炭水化物と砂糖は「原則、断つ」と決めておくのが結局いちばん楽だと思います。

◉「砂糖まみれのチョコレート」から上手に卒業する方法

「シュガーバーニング」の状態で砂糖を断つと、禁断症状のように、甘いものが無性に食べたくなります。けれども、ここがガマンのしどころです。「ファットバーニング」への移行期を過ぎてしまえば、甘いものはまったく欲しくなくなりますから、そうなるまでの辛抱です。

プチ断食の途中で甘いものが食べたくて仕方なくなったときの応急処置としては、**砂糖の代わりにキシリトールやステビア、エリスリトールなどの人工甘味料を使ったものを**食べるといいでしょう。

ただしこれらはあくまで緊急的なツールです。人工甘味料も腸内の悪いバクテリアのエサになりますから、ずっと摂り続けるのは良くありません。また、砂糖や人工甘味料の甘さに慣れてしまうと、果物や野菜の自然本来の甘みを「甘い」と感じなくなってしまいます。

以前、私のクライアントに、チョコレートやクッキーをご飯代わりに食べている女性がいました。彼女はもちろん、大多数の人と同じように、糖質を燃やしてエネルギーに変える「シュガーバーニング」の状態でした。

そのため、肌は乾燥して吹き出物も多く、体は疲れやすく、体重もオーバー気味でした。仕事にも思うように集中できず、悩んでいました。

彼女は私のコンサルティングを受けて、21日間のプチ断食を行いました。

最初は甘いものを食べられないのがつらくて、つらくて、それがいちばんのストレスになってしまうほどでした。そこで、チョコレートは今まで通り食べてもいい代わりに、人工甘味料のステビアを使った良質のチョコレートに替えてもらったのです。

こうして少しずつ時間をかけながら、砂糖だらけの生活から、砂糖を減らして「良いアブラ」を増やす生活に転換していきました。

すると彼女の反応に変化が起きました。**主食のように食べていた砂糖まみれのチョコレートを「甘すぎて食べづらい」と感じるようになった**のです。同時に、野菜や果物の自然の甘さが感じられるようになりました。

彼女がベリーを口にして「甘い」と言ったときは、私も感動を覚えました。今では、彼女はチョコレートをまったく食べないどころか、ボイルした野菜を、何もつけずに「甘い、甘い」とおいしそうに食べています。

◉「ファットバーニング」への移行中は「睡眠不足」に注意

プチ断食を始めたら、もう1つ気を配ってほしいのが**「睡眠時間」**です。というのも、睡眠は食欲と非常に深い関係があるからです。

そもそも食欲は、食べることをやめさせる満腹ホルモンの「レプチン」と、食欲を促進する食欲ホルモンの「グレリン」によってコントロールされています。

食事をすると、脂肪細胞からはレプチンが分泌され、「お腹がいっぱいだ」「もう食べられない」という信号が脳に送られます。一方、空腹時は胃からグレリンが出て、「お腹が空いた」「何か食べたい」という信号を送るのです。

レプチンとグレリンがうまくバランスを取ることで、私たちの食欲はコントロールされています。

ところが睡眠不足になると、レプチンとグレリンのバランスが狂って、グレリンのほうが多く分泌されてしまいます。その結果、しょっちゅうお腹が空いて、食べ物が欲しいという状態に陥ってしまうのです。

そうすると、炭水化物に対する欲求も増大し、食べる量も増えてしまうので、なかなか「ファットバーニング」に移行できません。睡眠不足が肥満を引き起こすのは、そうした理由があるからです。

したがって、**プチ断食の期間中は特に、できれば7時間、理想的には8時間の睡眠をおすすめしています。**

脳や体を休ませるというもともとの目的に加えて、「ファットバーニング」の体になるためにしっかり睡眠をとる必要があるのだ、と自分に言い聞かせてください。

◉3週間続ければ見違えるような自分に変わる

21日間のプチ断食を終えると、体が以前とは少し変化していることに気づくと思います。特にわかりやすいのは、食事に対する好みの変化です。以前のような甘いものや炭水化物がむやみに欲しい気持ちが薄れてきているのではないでしょうか。

白いご飯や生クリームたっぷりのスイーツを見て、「おいしそうだ」とは思っても、以前のように飛びついて食べたくなるような強い欲求はなくなっているでしょう。そして、実際に口にすると、ほとんどの人が「甘すぎる！」と感じると思います。

同時に、野菜や果物などの素材が持つ、本来の味が感じられるようになっているのも大きな変化です。以前のようにマヨネーズやドレッシング、ソースをかけなくてもそのまま食べられるようになっているはずです。

また、食事以外の場面で実感する大きな変化は、疲れがたまらなくなって、頭がはっきりしてくることです。特に、以前は当たり前のように睡魔に襲われていた「午後のパフォーマンス」の違いに驚く人はたくさんいます。

この変化を大切に体に覚えさせながら、体を恒常的に「シュガーバーニング」から「ファットバーニング」へと持っていくように努力を続けてください。

21日間のプチ断食を終えたあとも、最後の食事と最初の食事の間を16時間空ける、すなわち食事は8時間の枠内に収めるライフスタイルを維持できるのが理想です。一見たいへんそうに感じるかもしれませんが、21日間続けたあとであれば、習慣をそのまま継続するのはそれほど難しくないはずです。

さらに、体をより確実に炎症や病気から守りたい場合は、ときどきクレンジングを行って体をデトックスしましょう。**プチ断食「5」、クレンジング「2」という「5：2」の割合**でライフスタイルを送っていけば、「ファットバーニング」を維持する理想の毎日が訪れるのもそう遠くはありません。見違えるほど健康で、疲れ知らずの、生き生きとした自分に生まれ変わるのです。

◉途中でレールをはずれても気にしなくていい

そして、最後にもう1つ大事なことをお伝えしておきます。

もし、あなたが本書の方法にチャレンジしている最中に、ご飯をたくさん食べてしまったり、スイーツに手が伸びてしまったり、夜中にラーメンを食べてしまったりしたとしても、決して自分を責めてはいけません。

いちばんやってはいけないのは、走ろうと考えていたレールをはずれてしまったとき、自分を責めて罪悪感を抱くことです。昔の慣れ親しんだ習慣に戻ってしまうリスクをもっとも高めるのは、一時の失敗という事実ではなく、罪悪感という心の状態なのです。

アメリカでこんなリサーチがあります。

ダイエットして体重を50キログラム落とした人たちの中で、そのまま維持できた人と、リバウンドしてまた体重が増えてしまった人たちの心理状態を調べたのです。すると、リバウンドした人たちは例外なく自分を責める人たちでした。

何か間違ったことをしてしまったら、なぜ自分がそうしたのか、冷静に原因を見つめて、そこから学べばいいのです。レールをはずれてもそのこと自体に問題はまったくありません。

私のクライアントの中には「自分は全然できていない。こんなに知識もあって、理屈もわかっているのに、ついいけないものを食べてしまう。自分はダメな人間だ」と落ち込む人がいます。

そういうとき、私はこう言います。

「まったくOKですよ。あなたはすごくよくできています。ベイビーステップで、少しずつできるところから変えていけばいいんです」

あなたも同じです。一気に変わろうとする必要はありません。変えたくない部分は、変えなくてもいいのです。完璧をめざす必要はありません。

まずは目の前の甘いお菓子を控えてみる。明日1日、間食をやめてみる。あるいは今日、会社の帰りに「良いアブラ」を1つ買ってみる。それだけでも大きな一歩です。

さあ、人生を変える第一歩を、ここから踏み出してみませんか。

おわりに

人類は、体が本来備えていた「ファットバーニング」を手放し、「シュガーバーニング」に依存してしまった日から、疲れや、集中力低下や、病気や、老化や、肥満といった、数々の生活の悩みを抱えるようになってしまいました。

私たちは、不自然な体の仕組みを変えて、先祖たちがやっていたように、健康的で理にかなったライフスタイルに戻るべきなのです。

私は今まで、欧米を中心に自分の理論や方法論を教えてきました。今回、初めてアジアで本格的にこの方法を展開しようとしています。

アジアの人たちが、がんや心臓病、糖尿病やうつ病、そのほかたくさんの問題から解放されることを願ってやみません。

本書の中で、私は糖質中心の食生活から脂質中心の食生活に転換しなければならない理由と、そのためのさまざまなやり方を提示しました。その内容は決して私たちが不自由になるためのものではなく、より自由に人生を満喫するためのものです。

あれをやってはいけない、これをしてはいけないという技術だけのノウハウでは、継続していくのに必ず無理が生じます。でも、本書にある方法論は、人間の体の自然な仕組みに合ったアプローチです。続けるうちに、体が自然とそれを選択するようになるでしょう。

最終的なゴールは、病気知らずで、日々ベストの状態でパフォーマンスを発揮できる「スーパーヒューマン」になることです。そして、誰もがそのゴールに到達することができます。望みさえすれば。

そこまでに至る旅の歩き方は人それぞれです。

本書をきっかけに、それぞれの人が、それぞれに合った「スーパーヒューマン・ライフスタイル」を見つけ、それを実践する際の手がかりとして、私が提唱するやり方を参考にしていただければ幸いです。

あなたの人生が、生き生きとした、自由で健康的なものに変わりますように。

最後までお読みいただき、ありがとうございました。

アイザック・H・ジョーンズ

監修者あとがき

白澤卓二

私は、数年前に日本ファンクショナルダイエット協会を設立し、「糖質オフダイエット」や「ケトジェニックダイエット」の普及に努めてきました。

もともと認知症の予防のための食事法に興味を持ったことをきっかけに、それまであまり認知されていなかったココナッツオイルに注目し、その存在を日本のマーケットに紹介するとともに、中に含まれる中鎖脂肪酸の健康効果について、テレビや雑誌でたびたび説いてきました。

私たち日本人にとって、かつて「油」といえば「サラダ油」を意味していました。しかし、10年ほど前にオリーブオイルが広まったのを皮切りに、植物油にいろいろな種類があることが広く知られるようになったのです。現在では、スーパーマーケットに行けば、どれを買えばいいのか迷うほど、豊富な種類の油が棚に置かれています。

私がジョーンズ博士に出会ったのは、ちょうどそんなときでした。

博士の考え方は、糖質を減らすことの重要性に関して、私の「ケトジェニックダイエット」とほぼ同じでしたが、驚いたことに、「良いアブラ」を選ぶことが、動脈硬化などの生活習慣病のみならず、脳の健康にとっても重要だと主張していたのです。

彼の考え方に出合ったことは、私自身、どの油を選択したらいいかという点で非常に参考になりました。しかも、彼のすすめる「良いアブラ」には、私がその効果を認識していたココナッツオイルのほかにも、ギーやグラスフェッドのバター、オメガ3脂肪酸などが含まれていたのです。オメガ3脂肪酸に関しては、すでにいくつも論文があり、認知症の予防などへのメリットも認知されていた一方で、ギーやグラスフェッドのバターに関する捉え方は、非常に新鮮でした。

私は、博士の話を聞いて、以前ロンドンで学会に出席したときに初めて出合ったギーを思い出し、さっそくインターネットでアメリカ産のオーガニック・ギーを取り寄せました。紅茶に入れて飲んだところ、その芳醇《ほうじゅん》な香りと味に、コーヒーにココナッツオイルを入れたときと同じくらいの感動を覚え、以来、ギー入りの紅茶を飲むのが朝の習慣になっています。

ギーをはじめ、ジョーンズ博士の説く考え方が広まることで、一般の人たちにさらなる「良いアブラ」のレパートリーが増え、予防医学的にもたいへん意義のある、新たな食の流れが生まれることを願っています。

複合糖質（食物繊維が多い野菜）

脂肪燃焼を促進する良い炭水化物なので、たくさん食べてかまわない。栄養価が高いだけではなく、他の悪い食べ物の代わりにこれを食べるようにすると、体調を整えるプロセスを加速してくれる。

- □ルッコラ
- □アスパラガス
- □タケノコ
- □もやし
- □ピーマン
- □ソラマメ
- □ブロッコリー
- □キャベツ、芽キャベツ
- □カリフラワー
- □セロリ
- □コリアンダー
- □きゅうり
- □ナス
- □ニンニク
- □ショウガ
- □インゲン
- □ケール
- □レタス
- □マッシュルーム
- □タマネギ
- □パセリ
- □ラディッシュ
- □サヤエンドウ
- □ホウレンソウ
- □クレソン

でんぷん質（食物繊維が多い野菜）

でんぷん質の多い野菜はほどほどに食べること。1回に2分の1カップ、週に2～3回が目安。

- □豆類（小豆、黒豆、ヒヨコマメ、インゲンマメ、緑豆など）
- □アーティチョーク
- □オクラ
- □かぼちゃ
- □カブ

果　物

スーパーヒューマン・ライフスタイルのゴールは、できるだけ糖質の摂取を抑えること。そのため、ベリー類だけをほどほどに食べることをすすめる。1回に1カップ、週に2～3回が目安。血糖への影響を減らすことで、日中にエネルギーが急激に落ちることがなくなり、脂質燃焼を促進してくれる。

- □ベリー類（ブラックベリー、ブルーベリー、ラズベリー、いちごなど）

付録❶ 「スーパーヒューマン・ライフスタイル」おすすめ食品まとめ

タンパク質

グラスフェッド（牧草飼育）、放し飼い、平飼い、ホルモン無添加など、できる限り自然の状態に近い家畜のものを選ぶ。魚のほうが摂《と》りやすいが、養殖と大西洋のものは避けたい。

- □低水銀の魚（アジ、イワシ、サバ、サンマ、サーモンなど）
- □チーズ
- □牛肉
- □鶏肉
- □ラム肉
- □鹿肉
- □狩猟鳥肉（キジ、カモなど）

脂　質

腹部の膨満、消化不良、ガスを防ぐには、単純なタンパク質と炭水化物の組み合わせ（ステーキ&ポテトとか、ソーセージ&パンなど）を避けるとよい。オーガニック、自然に近いものを選ぶ。

- □卵（抗生物質不使用、放し飼い）
- □チーズ
- □生のナッツと種（アーモンド、カシューナッツ、亜麻、麻、ピーカン、松の実、マカダミア、ゴマ、ヒマワリ、クルミなど）
- □グラスフェッドの肉
- □アボカド
- □ココナッツミルク
- □グラスフェッドの牛乳（低脂肪ではない）
- □グラスフェッドのヨーグルト（低脂肪ではない）
- □青魚（アジ、イワシ、サバなど）

良いアブラ

飽和脂肪酸、不飽和脂肪酸（オメガ9・オメガ6・オメガ3）を、特定の種類に偏らないようにバランスよく摂る。不飽和脂肪酸は火を通さないように注意。１回の食事につき1～２テーブルスプーンが目安。

- □ギー（あるいはグラスフェッドバター）［飽和脂肪酸］
- □バージンココナッツオイル（あるいはMCTオイル）［飽和脂肪酸］
- □エキストラバージンオリーブオイル［不飽和脂肪酸・オメガ9］
- □亜麻仁油（あるいはヘンプシードオイル）［不飽和脂肪酸・オメガ6&オメガ3］

鶏むね肉とサヤインゲンのギー炒め　調理時間：15 分

(材料)
※1人分

▶ギー　大さじ1
▶サヤインゲン　1/2 カップ
▶鶏むね肉（皮なし）　1枚
▶酒　大さじ 1/2
▶塩　少々
▶黒コショウ　少々
▶水　大さじ1
▶たまりしょう油　小さじ1

(作り方)
❶サヤインゲンの両端にある固い部分を切り落とします。
❷鶏むね肉はひと口大のそぎ切りにします。
❸中火で温めたフライパンでギーを溶かし、熱します。
❹鶏むね肉を並べ入れて、約2分焼いたら、裏返して、サヤインゲンを加えます。
❺酒、塩、黒コショウ、水を加えて、水けがなくなるまで2～3分炒めたら、最後にたまりしょう油を回しかけてできあがりです。

脂質とタンパク質たっぷりのオムレツ・ラップ　調理時間：15 分

(材料)
※1人分

▶卵　3個
▶チーズ（カテージまたはリコッタ）　30g
▶チャイブ　または　ネギ　適量
▶サーモン　50g
▶アボカド　1/2 個
▶タマネギ（中玉）　1個
▶ギー　大さじ1
▶塩　少々
▶黒コショウ　少々

(作り方)
❶ボールに卵を割り入れ、塩、黒コショウをひとつまみずつ加え、よく混ぜます。(A)
❷別の小さめのボールに、チーズと刻んだチャイブを加えて、混ぜ合わせます。
❸サーモンと皮をむいたアボカドをスライスします。タマネギを刻みます。
❹中火で温めたフライパンでギーを溶かし、(A) を平らに流し入れます。
❺初めの 30 秒ほどで、へらなどを使い、(A) をフライパンの端から中央に向けて寄せて形を整えます。
❻さらに1～2分ほど焼きます。このとき、焼きすぎて固くならないように注意します。
❼皿にオムレツをすべらせるようにして載せ、全体にチーズを散らします。
❽サーモン、アボカド、タマネギを載せ、ラップ状に折りたたんで、できあがりです。

*お好みでエキストラバージンオリーブオイル、亜麻仁油、えごま油など、良いアブラを適量かけても OK。

付録❷ 「スーパーヒューマン・ライフスタイル」簡単レシピ紹介

ここでご紹介するレシピは「スーパーヒューマン・ライフスタイル」の考え方に沿った、質の良いアブラ、糖質をあまり含まない野菜や果物を材料としています。どの材料においても基本的にオーガニック・ノン GMO（非遺伝子組み換え作物）を選ぶことをおすすめしますが、地域によっては入手しづらい場合もあると思います。なるべく信頼できるお店から購入するようにしてください。

＊各材料の分量は、全体の糖質量が多くならない範囲で、好みに合わせて調整可能です。

無塩バターで作る自家製ギー　調理時間：40 分

（材料）
- ▶無塩バター　約 450g
- ▶鍋
- ▶あくとり
- ▶木べら　または　大きめの耐熱スプーン
- ▶目の粗い綿布　または　キッチンペーパー
- ▶ふた付きの耐熱ガラス容器

（作り方）
❶ 無塩バターを鍋に入れ、弱めの中火で 20 ～ 30 分かけてゆっくりと溶かします。
❷ こげつかないように時々木べらで混ぜながら加熱を続けます。途中、表面に白い泡状のものが出てきたら、あくとりで静かにすくって取り除きます。
❸ 底に沈殿した固形物が褐色になり、全体が透明な黄金色になったら、火を止めます。
❹ 何層かに重ねた綿布でこしながら、ガラス容器にゆっくりと移します。
❺ 完全に冷めたらふたをし、冷暗所または冷蔵庫で保管します（気温や分量にもよりますが、冷暗所で数週間、冷蔵庫で数か月保存できます）。

スーパーヒューマン・スムージー　調理時間：5 分

（材料）
※ 1 人分
- ▶きゅうり　1/4 ～ 1/2 個
- ▶アボカド　1/2 個
- ▶レモン　1/4 ～ 1/2 個
- ▶ギー　大さじ 1 ～ 2 杯
- ▶ベリー類（ブルーベリー、いちご、ブラックベリーなど）　10 ～ 20g
- ▶ミネラルウォーター　または　ろ過した水　約 100ml

（作り方）
❶ きゅうりをひと口大に切ります。（A）
❷ アボカドとレモンは皮をむいて、種をとり、ひと口大に切ります。（B）
❸（A）と（B）とギー、ベリー類、ミネラルウォーターをミキサーに入れてよく混ぜ合わせます。
❹ グラスに注いでできあがりです。

＊ミキサーにかける前に、お好みで亜麻仁油あるいはヘンプシードオイルを大さじ 1 程度加えても OK。

本書中の主な情報に関する参考資料（PDF ファイル）は、
以下の URL より閲覧・ダウンロードしていただけます。
http://www.sunmark.co.jp/book_files/pdf/executive.pdf

『世界のエグゼクティブを変えた
超一流の食事術』

実践サポート特典

最後までお読みいただき、ありがとうございました。
感謝の気持ちを込めて、
また、本書の学びを十分に実践していただけるように、
サポート特典をご用意しました。

以下の専用ウェブページより
ダウンロードしていただけます。

http://www.superhuman.jp/practicesupport

パスワード：superhumanlifestyle

そのほかにも、
本書の内容に準じた豊富な情報や特典を
随時更新してまいりますので、
どうぞお役立ていただければ幸いです。

[著者]

アイザック・H・ジョーンズ（Isaac H. Jones）

ヘルスドクターにして、年収１億円を超える起業家。カナダ出身。国際的なヘルス&ウェルネス専門のコンサルタント会社「エレベイズ・ヘルス」の設立者として、ハリウッド俳優やサウジアラビアの王族をはじめ、経営者、起業家など、年間200人以上の世界中のトップエグゼクティブの健康指導を行う。幼少のころは脳と体がうまく機能せず、病気やADHD（注意欠陥・多動性障害）といった問題に悩まされながら特別クラスに通っていた。その後、優れた自然療法医との出会いをきっかけに病状を克服。自身も自然療法において世界的権威のある大学の大学院にて博士号を取得し、栄養学や生物学、アンチエイジング、カイロプラクティックの分野で数々のエキスパートから学ぶ。週に2500人もの患者が訪れるアメリカで最大のヘルスセンターで経験を積んだあと、私立のヘルスセンターを設立。これまで５万人を超えるクライアントのライフスタイル改善とハイパフォーマンスの実現に努めてきた。イギリス、オーストラリア、アメリカ、アジア諸国など、世界各地で講演活動も精力的に行っており、医師や看護師といった、医療関係者からの支持も厚い。妻のエリカと２人の息子とともに、アメリカのジョージア州アトランタに在住。

- 日本語公式サイト（http://www.superhuman.jp）
- YouTubeチャンネル
（https://www.youtube.com/channel/UC_BBavXmgGhr7MM70YuK0zQ）
- Facebook（https://www.facebook.com/drisaachjones）
- Twitter（https://twitter.com/drisaachjones）

[監修者]

白澤卓二（しらさわ・たくじ）

医学博士。千葉大学医学部卒業、同大大学院医学研究科博士課程修了。順天堂大学大学院医学研究科・加齢制御医学講座教授などを経て、現在は白澤抗加齢医学研究所所長、米国ミシガン大学医学部神経学客員教授、日本ファンクショナルダイエット協会理事長、日本アンチエイジングフード協会理事長。専門は寿命制御遺伝子の分子遺伝学、アルツハイマー病の分子生物学など。著書は『100歳までボケない101の方法』（文藝春秋）など200冊を超え、テレビ番組「世界一受けたい授業」「林修の今でしょ！講座」「バイキング」などに出演、わかりやすい医学解説が好評を博している。

世界のエグゼクティブを変えた超一流の食事術

2016年4月30日　初版発行
2017年8月15日　第8刷発行

著者　アイザック・H・ジョーンズ
監修者　白澤卓二
発行人　植木宣隆
発行所　株式会社サンマーク出版
〒169-0075　東京都新宿区高田馬場2-16-11
電話　03-5272-3166（代表）
印刷・製本　三松堂株式会社

ISBN978-4-7631-3519-3　C0030
ホームページ　http://www.sunmark.co.jp